식이 & 영양 요법으로 뱃살이 쏙~ 빠지는

뱃살 제로 다이어트

핵심만 읽는
전나무숲
건강이야기

08

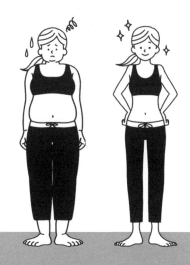

식이 & 영양 요법으로
뱃살이 쏙~ 빠지는

뱃살 제로
다이어트

메릴린 그렌빌 지음 ㅣ 권대익 옮김

전나무숲

뱃살 제로 다이어트에
동참하신 것을 환영합니다!

몸매가 불만스러운가? 팔과 다리는 봐줄 만해졌는데, 아직도 가슴에서 허리까지의 상반신이 날씬해지려는 노력을 물거품으로 만들고 있지는 않은가? 스커트가 꽉 죄고 불어난 살로 블라우스 단추가 튀어나올 것 같지는 않은가? 또 청바지 허리띠 위로 머핀 윗부분처럼 뱃살이 삐져나와 불편하지는 않은가?

그렇다면 바로 당신에게 이 책이 필요하다.

물론 외모는 자신감과 자존심, 자신의 이미지에 큰 영향을 미치는 요소이기 때문에 매우 중요하다. 하지만 뱃살은 무엇보다 건강을 해친다. 과학자들은 다른 부위의 지방보다 특히 복부 부위의 지방이 건강에 막대한 영향을 미친다는 사실을 알아냈다. 뱃살은 심장병과 당뇨병, 뇌졸중, 암, 고혈압의 발병 위험을 높인다는 연구 결과들도 계속 발표되고 있다.

따라서 굳이 외모 때문이 아니더라도 자신의 몸을 가꾸는 일은 매우 중요하다. 그러나 이 책을 읽는 것만으로도 당신은 이미 절반은 성공한 것이다. 이 책에서 권하는 대로 잘 따라 하면 3개월 안에 뱃살을 뺄 수 있다. 뿐만 아니라 언젠가 생길지 모를 건강상의 문제를 미연에 방지하는 데도 도움이 될 것이다. 단기적으로 당신 자신은 물론 다른 사람의 눈에도 근사하게 보일 것이다. 그렇다면 장기적으로는 어떨까? 아마 장수를 누리게 될 것이다.

허리에 지방이 낄만큼 비만해져서는 안 된다. 심지어 정상 체중의 날씬한 여성조차 뱃살이 너무 많아, 건강에 위협을 받는 경우도 있다. 허리 주위에 살덩이가 몰려 있다면 몸의 균형이 깨졌음을 의미한다. 즉 단순히 몸무게를 줄이는 다이어트 요법이 아니라 다른 방법을 모색해야 할 시점이라

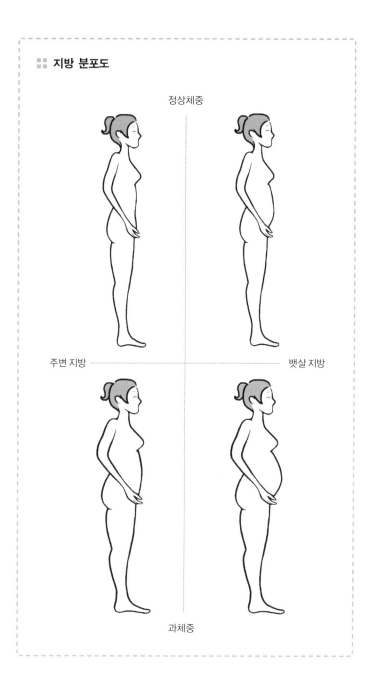

▤ 지방 분포도

정상체중

주변 지방

뱃살 지방

과체중

는 얘기다. 이 책은 새로운 다이어트 방법을 알려주는 책이 아니다. 몸의 생화학적 구조를 바꾸고, 왜 허리의 지방을 없애야 하는지를 알려주는 책이다.

이 책에서 권하는 작은 변화를 실천하기 시작하면 몸매가 변하고 몸이 건강해지는 것을 느끼게 될 것이다. 활력이 넘치고 기분이 좋아지며, 두통이 사라지고, 피부와 머리카락에 윤이 날 것이다. 이 책의 모든 것이 더 많은 변화를 가져다 줄 것이며, 신체의 부정적인 사이클을 긍정적인 사이클로 바꿔줄 것이다. 그리고 곧 허리 주위에 지방이 사라진 모습을 보면서 더 큰 동기를 부여받게 될 것이다.

물론 이 책에서 제시하는 계획이 '절대적인' 식이 요법은 아니다. 하지만 내 병원에 찾아오는 대부분의 여성들이 몸이 이전보다 가뿐해지는 것을 스스로 느끼고, 멋져 보인다는 친구들의 칭찬에 힘입어 대체로 내 권고를 따른다.

우리의 몸은 하나뿐이고, 선택은 당신의 몫이다. 어느 누구도 당신의 건강을 책임지지 못한다. 그러니 지금 당장 시작하자. 3개월 안에 당신의 몸은 완전히 바뀔 것이다. 다시는 입지 못할 것이라고 생각했던 옷을 입을 수 있게 되고, 다시 활력으로 넘쳐나게 될 것이다. 여기에다 생명을 위협하는 질병에 걸릴 위험을 줄이는 성과까지 덤으로 얻을 것이다.

_ 메릴린 그렌빌

PART 3

뱃살을 빼는데 도움이 되는 영양 요법

PART 1

뱃살 제로
3개월 다이어트

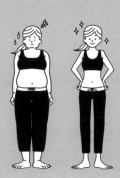

이 '뱃살 제로 다이어트'는 겨우 3개월짜리다. 평생 동안 해야 하는 '종신형'이 아니다. 일단 목표를 달성하기만 하면 변화를 유지하려고 애를 쓸 것은 불 보듯 뻔하다. 과학자들은 습관을 깨는 데는 10일 정도가 필요하다고 말한다. 이렇게 3개월이 지나면 변화는 생활의 일부가 될 것이고 평생 동안 그 습관을 몸에 지니게 될 것이다.

3개월이 다 되어 갈 즈음, 몸매를 측정하고 기록해 멋지게 변한 모습으로 스스로에게 상을 주자. 예전 모습으로 되돌아가지 않기 위해, 늘씬하고 가느다란 몸매를 유지하는데 걸림돌이 되는 나쁜 습관에 대해서도 살펴본다.

뱃살,
너는
누구니?

수백만 년 전, 인간의 몸은 야생 동물처럼 위험에 재빨리 대처하도록 설계돼 있었다. 위협을 느끼면 몸은 싸움을 하거나 도망가기 모드로 돌입한다. 이런 '싸우거나 도망가기 반응'은 인간을 포함한 모든 동물의 생존에 필수적이다. 몸이 원하는 대로 싸우거나 도망가기를 하지 않으면 몸속에서 흐르고 있는 지방과 포도당이 허리 주변에 지방 형태로 쌓이게 된다.

지방이 특히 허리 부위에 축적되는 이유는 허리가 간(肝)과 아주 가까이 있기 때문이다. 지방은 간과 가까이 있어야 필요할 때 재빨리 에너지로 전환할 수 있고, 최적의 방어 형태를 제공해 계속되는 스트레스에 대비한다.

뱃살 비만의 주범은 코티솔이다

스트레스 호르몬 코티솔과 뱃살 비만이 아주 밀접한 연관이 있다는 사실은 이미 널리 알려져 있다. 코티솔은 식욕을 촉진하고 지방을 몸에 저장하며 뱃살을 만들도록 명령하는 역할을 한다. 그럼에도 불구하고 코티솔은 몸에 필요한 호르몬이다. 언제나 그렇듯이 문제는 균형이다.

코티솔 수치는 스트레스를 받으면 예외 없이 상승한다(상승한 상태를 유지한다). 코티솔 수치가 높으면 몸은 더 많은 스트레스와 싸우는데 필요한 에너지를 확보하기 위해 뱃살에 에너지를 계속 저장할 필요가 있다고 생각한다. 계속해서 스트레스를 받는 가운데 코티솔 수치가 높아지는 것은 임박한 '공격'에 대처하기 위해 간에 저장한 포도당(에너지 연료)을 방출하라는 신호가 떨어졌음을 의미한다. 곧 코티솔은 뱃살의 비만 세포에 연료로 쓸 지방을 혈관에 직접 배출하라고 명령한다. 포도당(설탕)과 지방은 싸우거나 도망가기 위해 분비되는데, 계속해서 책상에 앉아 있거나, 운전대를 잡고 있거나, 분을 삭이고 있으면 지방과 포도당은 소모되지 않는

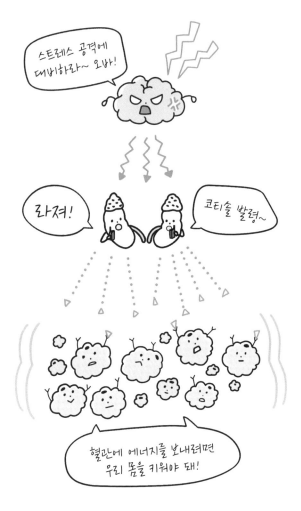

스트레스에 대비하기 위해 코티솔을 분비하면 식욕을 촉진하고
지방을 몸에 저장하게 되어 뱃살 비만의 요인이 된다.

다. 그렇게 해서 혈당치가 높아지면 췌장은 인슐린 호르몬을 분비한다. 이런 현상은 곧 몸이 지방을 축적하고, 초콜릿과 같은 달고 기름진 것을 갈망하게 만든다. 따라서 당신이 냉장고로 향하는 이유는 자제력이 부족해서가 아니라 어쩔 수 없는 육체적 욕망 때문이다.

불행하게도 뱃살의 지방세포는 코티솔을 많이 수용해(몸의 다른 부위보다 4배나 된다), 스트레스를 너무 많이 받아 코티솔이 과다하게 분비되면 복부 부위에 더 많은 지방을 쌓아 두라고 명령한다. 이 때문에 다른 부위에 비해 배가 더 살이 찌는 것이다.

복부 지방은 독성 지방이다

몸의 지방은 모두 똑같은 방식으로 활동하지 않는다. 복부 주위의 지방(내장 지방)은 스스로 생각하는 지능을 가지고 있다. 이 지방은 다른 부위의 지방보다 신진대사 활동이 왕성하고, 심장질환과 고혈압, 심장마비, 암, 당뇨병에 걸릴 위험을 높인다. 이 때문에 '독성 지방'으로 불린다. 엉덩이와 대퇴부 주위의 서양배 모양 지방은 이와 다른 방식으로 작동하고 상대적으로 활동도 활발하지 않다.

가장 활발하게 활동하는 것은 허리 주위의 지방세포다. 이들 지방세포는 아주 적은 분량으로도 매우 유용한 물질을 분비하는데, 이 유형의 지방세포가 지나치게 많이 활성화되면 몸의 균형에 미묘한 변화가 생길 수 있다. 인슐린을 사용하는 방식에 영향을 미칠 수 있고, 혈압을 올리며, 콜레스테롤 수치를 높일 수 있다.

혈액 속에 포도당, 즉 혈당이 더 많아지면 이를 처리하기 위해 인슐린도 더 많이 분비된다. 그런 과정이 계속 반복돼도 한동안은 문제가 생기지 않는다. 몸은 기름이 잘 쳐진 기계와 같아서 혈당이 오르락내리락 요동을 쳐도 잘 감당한다. 그러나 시간이 지나면 몸은 예전과 같은 방식으로 인슐린을 분비하지 못한다. 몸을 너무 자주 한계점으로 몰아붙이면 인슐린에 견디지 못하게 되는, 이른바 인슐린 저항성이 생길 수도 있다.

뱃살만 줄여도 건강해질 수 있다

복부에 지방이 끼면 인슐린 저항성이 될 가능성이 아주 높다. 이는 피 속의 코티솔 수치가 지속적으로 높아져 인체 시스템에 혼란을 야기할 수 있음을 의미한다. 오랫동안 인슐린의 공격을 받은 세포는 무엇을 해야 할지 갈피를 잡지 못하고, 결국에는 인슐린이 지시하는 명령(포도당 곧 혈당을 세포로 옮기는 일)을 수행하지 못하는 심각한 지경에 이르고 만다. 이 때문에 포도당 수치는 여전히 높고 늘어난 인슐린은 몸에 지방을 저장하라고 명령한다. 뱃살만 줄여도 당뇨병 환자들의 절반 이상은 당뇨병을 극복할 수 있다.

인슐린 저항성은 여러 가지의 다른 문제도 야기한다. 인슐린 저항성이 바퀴의 축이라면 다른 건강상의 문제는 그 축에서 퍼져나간 바퀴의 살이라 할 수 있다. 연구 결과 인슐린 저항성으로 인해 생긴 결과는 연못에 작은 조약돌 하나를 떨어뜨릴 때 이는 파문과도 같다는 사실이 밝혀졌다. 인슐린 저

체중계를 버리고 줄자를 준비하라

뱃살 다이어트를 시작하기 전 체중계를 버려야 한다. 근육은 지방보다 무게가 3배나 더 나가기 때문에 지방이 빠져도 체중계로는 알 수 없다. 지방은 근육보다 부피가 5배나 크기 때문에 지방을 빼고 근육을 늘려야 비로소 아름다운 몸매로 바꿀 수 있다. 지방을 빼는 방법 가운데 눈으로 확인할 수 있는 가장 좋은 방법은 스스로 측정하는 것이다. 본격적인 다이어트에 들어가기 전에 먼저 줄자로 다음 부위를 측정하자. 그리고 4주마다 한 번씩 3개월간 측정한 수치를 기록한다.

A: 당신의 브래지어가 있는 가슴 바로 아래 밑둘레
B: 배꼽 위 허리둘레
C: 뱃살이 있는 가장 굵은 허리둘레

항성은 심장병과 뇌졸중, 고혈압 등의 발병 위험을 높이며, 암이나 노인성 치매(알츠하이머)와 같은 관련이 없어 보이는 질병에도 영향을 미친다. 어쨌든 인슐린 저항성이 문제의 핵심이라면 뱃살을 빼는 것만으로도 바퀴의 살처럼 연결된 다른 질병들에 걸릴 위험을 없애거나 적어도 줄일 수 있다. 그 요령은 증상이 아니라 원인을 제거하는 것이다.

뱃살 다이어트의 첫걸음은 식습관을 바꾸는 것이다

건강과 체중 감량, 두 마리 토끼를 모두 잡는 것이 가장 좋은 다이어트일 것이다. 먼저 몸무게 줄이기는 식습관을 바꾸는 데서 출발한다. 잘못된 식습관으로 인해 몸이 스트레스를 받고 있다고 여길지도 모른다. 식사를 제한하거나 칼로리를 줄이면 우리 몸은 어쩔 수 없이 굶었다고 생각하고 스트레스를 받는다. 몸은 저장한 지방을 빼앗기지 않으려고 신진대사를 줄일 것이다. 혈당 수치가 요동을 치면 몸은 스트레스를 받을 때처럼 아드레날린을 분비할 것이다. 또 이로 인해 몸이 지방을 저장하라고 명령한다.

이 문제를 해결할 방법은 몸에게 어떤 '위협'도 없다고 안심을 시키는 식습관을 찾는 수밖에 없다. 본격적으로 살을 빼기 전에 몸의 기본적인 생리부터 바꿔야 한다.

뱃살은 스트레스 해소로도 빠진다

사람은 모두 다르다. 어떤 여성들은 스트레스를 받으면 식욕을 잃고 몸무게도 줄어드는 반면 어떤 여성들은 더 많이 먹는다. 연구 결과 코티솔을 더 많이 만드는 (심지어 스트레스를 받지 않을 때조차) 여성은 '위안 삼아 먹는 사람(comfort eater)'의 경향이 있는 것으로 나타났다.

한 연구에서 59명의 폐경 전 여성들에게 각각 다른 날에 스트레스를 주는 회의와 스트레스가 없는 회의에 참가하도록 했다. 스트레스를 주는 회의를 하는 날, 코티솔을 많이 분비하는 여성들은 코티솔 수치가 평상시와 다름없는 여성들보다 더 많은 칼로리를 섭취했으며 단 음식을 좋아했다. 그리고 스트레스를 받지 않는 회의를 하는 날에는 모든 여성들(코티솔을 많이 분비하거나 적게 분비하는 여성 모두)이 비슷한 양의 음식을 섭취했다. 스트레스는 코티솔을 더 많이 분비하는 여성들로 하여금 더 많이 먹게 하거나 단 음식을 더 많이 찾도록 만들었다. 그러나 얼마든지 이런 악순환에서 벗어나 날씬한 허리선을 되찾을 수 있다. 그것은 아주 쉽다.

먼저
식습관을
바꿔라

먼저 '먹는 법'에 대해 다뤄보자. 다이어트가 아닌 향후 3개월을 위한 새로운 건강 식습관에 대한 것이다. 적어도 80%는 먹는 계획에 치중하고, 나머지 20%는 좋은 생활습관에 할애해야 한다. 따라서 너무 자학하거나 자책감을 느낄 필요는 없다. '나는 이제 실패했어, 그러니 비스킷 한 상자를 전부 먹고 내일부터 다시 시작해야지'라고 해서는 안 된다. 비스킷 한 개를 먹었다고 해서 모든 것을 망치지는 않는다. 계획 중에 영양 부분이 실효를 거두기 위해서는 여러 가지 전략이 필요하다.

여기서는 계획을 실행하는 법과 언제 먹는지에 초점을 맞출 것이다.

언제 먹어야 하나

3시간마다 조금씩 먹는다. 그렇게 하면 몸은 '굶고 있다, 스트레스를 받고 있다' 같은 생각을 멈추고 코티솔을 줄이며 (그래서 더 이상 저장하지 않는다), 신진대사를 늘리고(음식은 널려 있으니 저장할 필요가 없다), 음식을 탐닉하거나 흥청망청 술을 마시지 않는다(혈당이 계속 높게 유지되기 때문에 혈당이 떨어지지 않는다).

정기적으로 먹으면 배고픔을 느끼지 않기 때문에 식욕을 통제할 수 있다. 그 결과 우리 몸은 지방을 태운다. 그리고 무엇보다 반가운 소식은 뱃살이 가장 먼저 빠진다는 사실이다.

뱃살을 빼기 위해서는 가능한 한 저녁 6시 이후에는 탄수화물을 먹지 말아야 한다. 즉, 저녁 6시 이후에는 쌀이나 감자, 파스타, 심지어 현미, 통밀 파스타도 안 된다.

무엇을 먹어야 하나

조금씩 자주 먹는 습관은 뱃살을 빼기 위해서 아주 중요한 습관이다. 세끼 식사를 기본으로 하되 식사시간과 식사시간 사이에 가벼운 먹거리를 먹는 것이 좋다. 그리고 뱃살을 빼고 건강한 식습관을 들이기 위해서 '먹어야 할 것과 먹지 말아야 할 것' 리스트를 냉장고나 식탁, 주방 등 눈에 잘 띄는 곳에 붙여두고 습관이 될 때까지 먹거리에 세심한 주의를 기울이는 노력이 필요하다.

실제로 어떤 음식이 뱃살 다이어트에 도움이 되며 어떤 음식을 피해야 하는지 궁금할 것이다. 우리가 매일 먹는 세끼 식사에서 기본적으로 먹어야 할 것과 먹지 말아야 할 것이 무엇인지 알아보고 외식을 할 때 주의해야 할 식사법을 정리해보았다.

아침식사, 먹어야 할 것과 먹지 말아야 할 것

- 귀리 포리지 : 가능한 한 유기농 제품을 구해 물로 요리한다. 인스턴트 포리지는 좋지 않다. 요리를 빨리 할 수 있다는 것은 그만큼 혈액 속으로 빨리 흡수된다는 것을 의미하기 때문이다. 아마씨, 참깨, 해바라기씨, 호박씨 등 씨앗류를 혼합한 것이나 갈거나 갈지 않은 아몬드를

뿌린다.

- 구운 훈제청어, 정어리, 청어, 고등어 필레에 구운 토마토와 버섯을 먹되, 인공적으로 색깔을 낸 훈제청어는 피한다. 붉은색이나 오렌지색이 약하고 갈색이 많이 나는 것을 고른다.

- 무설탕 잼을 곁들인 귀리 빵이나 순수 견과 버터(땅콩, 캐슈, 아몬드 버터 등)를 먹는다. 팜유로 만든 견과 버터는 포화 지방이므로 좋지 않다. 가장 좋은 것은 아무것도 넣지 않고 견과만 갈아서 만든 버터다.

- 요구르트: 과일을 잘라 넣은 유기농 플레인 생요구르트, 또는 갈아 만든 스무디, 견과류나 씨앗류를 넣은 스프링클을 뿌려 먹어라.

- 설탕과 밀이 들어 있지 않은 뮤즐리를 사과주스와 오렌지주스, 쌀·콩·귀리 밀크에 20분 정도 담근다. 정말로 포리지처럼 걸쭉하게 만들려면 밤새 담근다. 그러면 가공하지 않은 곡물에 들어 있는 피틴산(phytate)이 생긴다. 뮤즐리에 견과류나 씨앗류가 포함되어 있지 않으면 중요한 단백질을 첨가한다.

점심식사, 먹어야 할 것과 먹지 말아야 할 것

- 한 움큼의 단백질 식품을 점심으로 먹고 현미나 옥수수,

채소 파스타 같은 전분 탄수화물은 반 움큼을 넘기지 않는다. 손바닥 크기 1~2개 정도의 생채소나 조리한 채소를 먹는다.

- 수프: 항상 단백질이 필요하므로 생선이나 콩 수프를 선택하고 호밀빵이나 오트밀 케이크를 곁들인다. 홍당무와 캐슈를 넣은 수프도 괜찮다.

저녁식사, 먹어야 할 것과 먹지 말아야 할 것

- 뱃살을 뺄 때까지는 가급적 저녁에는 쌀밥이나 면 같은 단순 탄수화물은 피하는 게 좋다. 대신 한 움큼 정도의 단백질 식품과 손바닥만한 생채소나 조리한 채소 2개 정도를 먹는다.
- 즐거운 식사가 되도록 채소를 수시로 바꿔주고 요리법도 다양화한다. 단 찌거나 데치고 올리브유에 단시간 볶는 조리법이 좋다. 허브나 향신료(마늘, 레몬그래스, 생강, 타마리, 레몬, 미소, 심황, 계피 등)를 사용해 다양한 맛을 낸다.

외식 시 주의 사항

- 이탈리아식: 파스타와 피자는 피한다. 생선과 채소, 샐러드, 아보카도, 모차렐라 치즈 등이 포함된 음식을 선

택한다.

- 인도식: 쌀밥과 난(밀가루로 만든 둥글고 평평하게 생긴 빵)은 피한다. 새우와 채소, 콩(이집트콩 같은) 등이 포함된 음식을 선택한다.
- 중국식: 쌀밥과 면, 튀김류는 피한다. 생선과 달걀, 채소 등이 포함된 음식을 선택한다.
- 태국식: 쌀밥과 면은 피한다. 생선, 채소, 두부 카레를 먹는다.

디저트

처음 3개월 동안에는 저녁을 먹고 난 뒤 과일을 먹지 않도록 노력한다. 과일에는 과당이 많이 들어 있어 잠자리에 들기 전에 먹는 것은 피하는 것이 좋다. 만일 식사 후 디저트를 먹으려면, 유기농 플레인 생요구르트에 베리류나 다른 과일을 추가한다. 사과를 구워 먹는 것도 좋다. 씨를 발라낸 견과류나 씨 없는 건포도(술타나), 계피 등을 채워서 구우면 된다.

3개월이 지나서 허리 사이즈가 줄어들었다면, 음식 선택의 폭을 좀 더 넓혀도 상관이 없다. 저녁식사를 할 때 현미와 같은 복합 탄수화물을 먹어도 된다.

자신은 최선을 다하고 있다고 생각하지만, 아직도 뱃살을 빼지 못하고 있다면 '먹어야 할 것과 먹지 말아야 할 것(27쪽 참조)'에 정리한 내용을 냉장고에 붙여두고 당신이 하루 종일 먹고 마신 음식들과 비교하며 지방을 최소화하기 위한 식습관으로 바꾸는 노력을 좀 더 하자. 또 뱃살 다이어트에 알맞은 음식을 선택할 수 있는 가이드를 '장 보기 목록(29쪽 참조)'에 정리해놓았다. 반드시 지켜야 하는 것은 아니지만 뱃살을 빼기로 결심하고 계획을 실행에 옮길 때 장보기 목록을 참고하면 몸에 이로운 음식을 다양하게 골라 살 수 있다. 이 가운데 어떤 것은 작은 마트에서는 살 수 없을지도 모르니, 대형마트나 집 근처 건강식품 전문점(유기농 전문점)을 이용하는 편이 좋다.

바람피우는 날을 정해두자

3개월간 뱃살 다이어트를 진행할 때 80% 정도의 노력만 기울여도 큰 효과를 얻을 수 있다. 하지만 우리는 인간이기 때문에, '바람피우는 날'을 두면 좀 더 쉽게 목표치에 이를 수 있다. 이날은 원하는 것을 원하는 만큼 먹고 마실 수 있다.

먹어야 할 것 VS. 먹지 말아야 할 것

■ 먹어야 할 것

- 식사 때마다 단백질 식품(채소와 함께)을 먹는다.
- 포화 지방을 줄이고 불포화 지방산(기름기 있는 생선, 견과류, 씨앗류)으로 음식을 만든다.
- 콩(렌즈콩, 강낭콩, 이집트콩 등)과 유기농 플레인 요구르트를 먹고, 양과 염소 치즈를 적절히 먹는다.
- 생선과 달걀을 더 많이 먹는다(삶거나 찐 것).
- 견과류, 씨앗류, 아보카도를 더 많이 먹는다.
- 클로버, 강황(심황), 계피, 월계수잎 같은 향신료를 음식에 넣는다. 아침에 먹는 포리지에 계피가루를 뿌리도록 노력한다.

■ 먹지 말아야 할 것

- 감자와 고구마는 되도록 먹지 않는다(먹을 경우 삶거나 찐 것을 식사 대신 먹는다).
- 설탕과 꿀을 먹지 않는다.
- 칼로리가 있는 탄산음료, 인공 감미료가 든 음식과 음료를 마시지 않는다.
- 다이어트를 시작하고 3개월 동안은 바나나와 포도를 먹지 않는다.
- 아주 희석된 것이 아니라면 과일주스를 마시지 않는다.
- 저지방, 저칼로리 '다이어트'라는 이름이 붙은 음식을 먹지 않는다.
- 술을 마시지 않는다. 아니면 적어도 극적으로 줄인다. 맥주는 마시지 말고 와인은 한 잔 정도 마신다.

■ 줄이거나 바꿔야 할 것

- 차, 커피믹스, 콜라를 미네랄워터, 허브차, 원두커피(건강식품 전문점에서 구입한 것)로 바꾼다.
- 붉은 살코기, 닭고기, 유제품(우유, 크림, 치즈) 섭취를 줄인다.
- 가공 탄수화물(흰 밀가루, 흰 쌀, 파스타)을 복합 탄수화물(호밀, 귀리, 현미, 옥수수 파스타, 퀴노아)로 바꾼다.
- 마가린을 먹지 말고, 대신 유기농 버터를 먹는다.

- **첫째 달** : 마지막 날 하루는 바람피우는 날
- **둘째 달** : 2주일에 하루는 바람피우는 날
- **셋째 달** : 1주일에 하루는 바람피우는 날

바람피우는 날을 정하면 '탈선'에 대한 죄책감에서 벗어날 수 있다. 또 하려던 짓도 하지 않게 된다. 사람들은 하지 말라는 말을 들으면 더 하고 싶어 한다. 따라서 원하는 것은 무엇이든 먹어도 된다는 말을 들으면, 더 이상 이성을 잃고 먹는 일은 없을 것이다.

■■ 뱃살 다이어트에 도움되는 '장 보기 목록'

종류	목록
견과류	호두, 아몬드, 캐슈, 피스타치오, 땅콩 등
씨앗류	해바라기씨, 참깨, 아마씨, 호박씨 등
콩류	대두, 강낭콩, 아드키콩, 버터콩, 이집트콩(병아리콩) ※ 볶은 콩을 사려면 무설탕이나 무감미료 제품을 구입할 것
생선류	• 등 푸른 생선: 정어리 · 고등어 · 참치(깡통 참치는 오메가-3 지방산이 많이 함유되지 않음) · 연어 · 황새치 · 청어(훈제청어 포함) • 흰 살 생선: 대구 · 가자미 · 밀레납서대 • 어패류(콜레스테롤 수치가 높은 경우에는 섭취에 주의)
달걀	자연 방목한 닭이 낳은 유기농 달걀
유제품	유기농 플레인 생요구르트, 희고 부드러운 치즈, 페타치즈, 양과 염소 치즈. 유기농 두유를 유제품 대용으로 먹는다.
곡물류	현미, 귀리, 호밀, 퀴노아, 메밀, 기장, 보리, 옥수수, 통밀 등
채소류	브로콜리, 양배추, 셀러리, 꽃양배추, 싹양배추, 아스파라거스, 리크, 양파, 깍지콩, 호박, 오이, 토마토, 버섯, 주키니 호박, 래디시, 어린 양배추 잎, 순무, 케일, 상추, 당근, 근대 뿌리 등과 그 외 냉동 채소도 무방하다.
과일류	사과, 배, 블랙베리, 체리, 라즈베리, 블루베리, 프룬(서양자두), 복숭아, 오렌지, 키위, 귤, 멜론, 수박, 파인애플 등
해조류	건강식품 전문점에서 노리(바닷물 속 암석에 붙은 이끼 모양 해조류를 총칭) 가루를 구입한다. 노리는 미네랄이 풍부하고 쌀이나 채소에 뿌려 먹을 수 있다.
조리 음식	병이나 캔에 담긴 수프(가능하면 유기농 제품을 선택하고 설탕이나 인공 감미료가 들어 있는 것은 피한다. 마트나 건강식품 전문점에서 판매하는 인스턴트 미소 수프는 점심용으로 좋다), 파스타 소스(무설탕), 후머스(이집트콩을 삶아 양념한 중동 음식으로 가능하면 유기농 구입), 두부, 훈제 두부, 아침 시리얼(감미료를 넣지 말고 설탕보다는 사과주스로 단맛을 낸다), 무설탕(무감미료), 식품 저장고를 유기농 콩(강낭콩, 버터콩 등) 통조림으로 채워 둔다. 그래야 언제든지 단백질과 식이섬유가 첨가된 샐러드 또는 캐서롤(조리한 채 식탁에 내놓을 수 있는 서양식 찜) 요리나 프라이팬 요리를 만들 수 있다.
스낵류	건강식품 전문점에 가면 설탕을 첨가하지 않은 과일 바와 스낵류를 구입할 수 있다.

영양 보충제
적극
활용하기

뱃살 다이어트에서 영양 보충제는 없어서는 안 되는 요소다. 영양 보충제(Part 3 참조)를 적절하게 섞어 먹는 것은 새로운 식이 요법의 장점을 높이고, 식습관 변화의 효과를 극대화한다. 3개월 동안 뱃살 다이어트를 시행한 다음에는 완전히 바뀐 몸 상태를 지속하기 위한 유지 프로그램으로 넘어갈 수 있다. 건강한 복부를 만들려면 약간의 비용이 들기는 하지만, 적은 비용만으로 건강해지고 기분이 좋아질 뿐아니라, 미래의 건강까지 지킬 수 있다.

마트나 건강식품 전문점에는 수없이 많은 보충제가 널려

있다. 이 가운데 어떤 제품을 골라야 할지 당혹스러울 것이다. 보충제를 사려면 제값을 하는 제품을 골라야 한다. 나는 환자들에게 형편이 된다면 가장 품질이 좋은 것을 선택하라고 권한다. 보충제는 최대한 흡수되는 양질의 제품을 사야 한다. 캡슐(가능하면 동물성 젤라틴 대신 식물성을 사용한 것) 형태가 정제보다 낫다. 왜냐하면 캡슐은 필수 영양소로 채워져 있는 데 반해, 정제는 여러 가지 충전재와 결합제, 고형분 공급원(bulking agent) 등이 포함되어 있을 수 있기 때문이다. 칼슘 같은 미네랄 보충제는 구연산이나 아스코르브산염(ascobate), 폴리니코티네이트(polynicotinate) 형태라야 몸에 쉽게 흡수될 수 있다. 염화물과 황산염, 탄산염, 산화물은 소화가 잘 되지 않기 때문에 피해야 한다. 이런 형태의 미네랄 보충제는 몸에서 흡수되지 않고 배출될 수도 있다.

아미노산을 선택할 때는 L— 형태인지 D— 형태인지 눈여겨보아야 한다. 예를 들어 L—아르기닌인지 D—아르기닌인지 확인해야 한다. L— 형태는 자연에서 추출한 것이고 D— 형태는 합성한 것이다. 따라서 음식 속에 들어 있는 것과 비슷한 L— 형태를 고르는 것이 바람직하다. 아미노산은 항상 공복에 복용해야 한다.

영양 보충제 프로그램

이 프로그램의 목적은 혈당의 균형을 잡고, 생활 속에서 받은 스트레스를 살펴봄으로써 높아진 스트레스 호르몬 수치를 조절하는 데 있다. 3개월 동안 보충제를 복용하면 우리 몸은 스트레스 호르몬을 좀 더 효과적으로 조절할 수 있게 된다.

필수 보충제

• 크롬	200mcg	• 아연	15mg
• 비타민E	300IU	• 망간	5mg
• 마그네슘	300mg	• 비타민B_1	25mg
• 비타민B_2	25mg	• 비타민B_3	25mg
• 비타민B_{12}	25mcg	• 비오틴	35mcg
• 엽산	200mcg	• 비타민B_5	50mg
• 비타민B_6(피리독살 5-포스페이트) 25mg			
• 가시오갈피	100mg	• 코엔자임 Q_{10}	25mg
• 알파리포산	100mg	• 녹차 추출물	50mg

아미노산

- N-아세틸 시스테인 500mg
- L-티로신   200mg
- L-글루타민   200mg
- 류신   100mg

- L-카르니틴   200mg
- L-아르기닌   200mg
- 이소류신   100mg
- 발린   100mg

매일 먹어야 하는 보충제 목록이 이렇게 많은가 싶어 놀랐을 것이다. 이들 보충제는 인터넷이나 건강식품 전문점에서 구할 수 있다. 뉴트리와 아미노는 바이오플라보노이드를 함유한 비타민C(1,000mg)와 오메가-3 생선기름(1,000mg)과 함께 먹어야 한다.

뱃살 다이어트에
효과적인
운동하기

유산소 운동법

뱃살 다이어트를 위한 가장 효과적인 운동법은 유산소 운동과 무산소 운동을 병행하는 것이다. 그래야 가장 빠른 시간 내에 최상의 결과를 얻을 수 있다.

유산소 운동을 1주일에 4일간 30분씩 하되, 즐겁게 할 수 있는 것을 찾는다. 대표적인 유산소 운동으로는 빠르게 걷기와 댄스, 수영, 조깅 등이 있다. 목표는 약간 숨이 찰 정도로 하되, 대화를 할 수 없을 정도로 하는 것은 금물이다. 운동을 하면서 말을 할 수 있다면 그것은 여전히 산소를 잘 공급받고 있으며, 지방을 충분히 태우고 있다는 뜻이다.

최상의 효과를 얻기 위한 유산소 운동은 운동의 강도를 바꿔가면서 하는 일명 '인터벌 트레이닝(interval training)'이라고 하는 방법이다. 예컨대 밖에 나가서 속보를 하는 경우, 두 나무와 두 가로등 사이의 한 점을 찍어 그곳까지 정말로 빨리 뛴 다음 다시 천천히 걷는다. 조금씩 강도를 높이면서 이것을 반복한다.

러닝머신 위에서 뛰는 경우에는 운동 강도를 바꾸는 인터벌 트레이닝 프로그램을 선택하든지, 아니면 속도와 각도를 바꾸어 가면서 간격을 두고 숨 가쁘게 운동을 한다. 그러고 나서 다시 처음으로 돌아가서 다시 더 빨리 뛰기 전에 몸을 회복한다.

- 시속 6km로 걷기를 시작한다.
  혹은 자신에게 편안한 수준에서 시작한다.
- 1분 뒤에 속도를 시속 6.5km로 높인다.
- 1분 뒤에 속도를 시속 7km로 높인다.
- 1분 뒤에 속도를 시속 7.5km로 높인다.
- 1분 뒤에 속도를 시속 8km로 높인다.
- 1분 뒤에 속도를 시속 8.5km로 높인다.

- 1분 뒤에(지금까지 운동 시간 총 5분) 시속 6km로 돌아간다.
- 1분 뒤에 다시 시속 6.5km로 높인다.

이와 같은 방법으로 20~30분간 계속 운동을 해야 한다.

속도와 시간 간격을 바꾸면 '긴장을 유지'하는 것에 익숙해질 테고, 그러면 몸은 지방을 태우는 모드로 돌입할 것이다.

무산소 운동법

주 4회 30분씩 유산소 운동을 하는 것 외에도 주 2~3회 30분씩 무산소 운동(웨이트 트레이닝)을 해야 한다. 시간상으로 보면 많이 하는 것처럼 보이지만, 두 가지 종류의 운동을 30분씩 한 시간 내에 적절히 병행할 수 있다. 만일 이런 방식으로 1주일에 3번만 잘 한다면, 주말에는 30분간 걷는 정도의 시간만 내면 된다.

웨이트 트레이닝을 하는 경우에는 근육이 스스로 회복하고 복구할 시간을 주는 것이 중요하다. 반드시 기억해야 할 것은, 근육은 우리 몸이 쉴 때 만들어진다는 사실이다. 따라서 몸의 일부를 정말로 열심히 단련했으면 그 부분은 적어

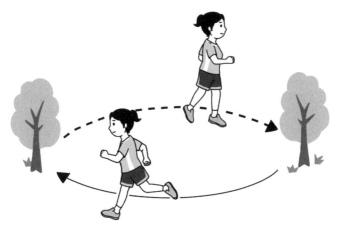

유산소 운동법(인터벌 트레이닝)

운동의 강도를 바꿔가면서 해야 한다. 예컨대 밖에 나가서 속보를 하는 경우, 두 나무 사이의 한 점을 찍어 그곳까지 정말로 빨리 뛴 다음 다시 천천히 걷는다.

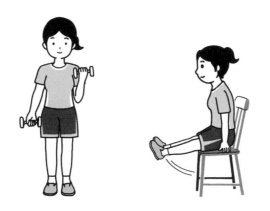

무산소 운동법(웨이트 트레이닝)

주 2~3회 30분씩 한다. 근육 부위별로 돌아가며 운동해야 한다.

도 4일은 쉬게 해야 한다. 가장 좋은 방법은 한 번은 상체에 집중하고, 그다음 번에는 하체에 집중하는 것이다. 그래야 각 근육 부위가 회복할 시간을 가질 수 있다.

유산소 운동을 하기 전에 웨이트 트레이닝을 열심히 하면 근육을 소진하지 않고 적절하게 웨이트 트레이닝을 할 수 있는 힘이 생긴다. 운동하기 좋은 시간은 새벽이다. 이때 운동을 해야 몸이 지방을 잘 태우기 때문이다.

운동(유산소 운동이건 무산소 운동이건)을 한 다음 30분 내에 단백질(견과류나 참치 샐러드 등)을 섭취해야 한다. 단백질은 운동을 하면서 쓴 근육에 영양을 공급하고 근육이 회복되도록 돕는다.

생활 속
스트레스
줄이기

생활 속에서 얻은 스트레스를 다루는 방법은 두 가지가 있다. 스트레스에 적극적으로 대처하고, 획기적인 변화를 주는 것이 그것이다. 그러면 일하는 시간을 줄여 일찍 잠자리에 들고, 아침 일찍 잠에서 깨는 등 더 이상 일에 치여 살지 않아도 될 것이다. 또 스트레스를 다루거나 육체적 충격을 줄이는 방법을 바꾸는데 도움이 되는 전략도 배울 수 있을 것이다. 우리의 생활을 몇 분간 주의 깊게 살펴보자. 그러고 나서 다음의 질문들에 답을 해보자.

- 당신을 근본적으로 바꿀 만한 스트레스 요인이 있는가?
- 직업이 너무 스트레스를 준다면 직업을 바꿀 것인가?
- 비현실적인 기대나 목표치를 가지고 있는가?
- 슈퍼우먼이 되려는 강박 관념을 가지고 있는가?
- 정말로 지금 하는 일을 모두 해야 하는가?
- 외적으로 변할 수 있는가?
- 삶의 태도 가운데 바꿀 수 있는 것이 있는가?
- '아니오'라고 말할 수 있는가?

올바른 방향으로 크게 발걸음을 내딛었다면, 시간을 효율적으로 조절할 수 있는 방법을 알게 될 것이다. 방법은 다음과 같다.

- 앉아서 주간 계획을 짠다.
- 배고픈 아이들 때문에 분주하지 않도록 일주일 식단을 짠다.
- 친척이나 친구들과 더 많은 시간을 보낸다.
- 일주일에 하루 정도 혹은 매일, 무언가 즐길 수 있는 일을 한다.

이런 방법으로 시간을 조절하려면 절제가 필요하다. 또

그렇게 하는 것도 중요하지만, 그러기 위해 노력하는데 가치가 있다. 다른 스트레스 함정에 빠지거나 약속 시간에 늦지 않으며, 허겁지겁 먹지 말고, 자신을 위한 시간을 내는 것이 도움이 될 것이다.

'남아도는 시간을 메우기 위해 쓸데없는 일을 늘린다'는 파킨슨 법칙을 실천에 옮기도록 노력하자. 자신을 위한 시간을 가지고 무슨 일이 일어나는지 살펴보자. 그런다고 세상이 무너지지는 않는다. 모든 것이 나에게 맞춰져야 한다. 실제로 스트레스를 적게 받을수록, 짧은 시간에 더 많은 일을 할 수 있다. 스트레스가 없어야 몸과 마음이 최고의 효율성을 발휘해 제 기능을 하고, 맹목적 공황(blind panic)에서 벗어날 수 있다. 맹목적 공황 상태에서는 제대로 생각을 할수 없다.

지금 당장 바꾸어야 한다. 혹 일의 중압감에서 벗어나고 싶지 않은가? 직업을 바꾸고 싶지는 않은가? 스트레스를 줄이기 위해 시간을 투자하고 가족으로부터 도움을 받는 것에 대해 어떻게 생각하는가? 나 자신의 건강과 웰빙(well-being)을 최우선으로 한다면 충분히 생활을 통제할 수 있다.

나 자신을 집안의 심장이라고 생각하고, 모든 사람이 행복하고 건강할 수 있도록 머리를 짜내 보자. 하지만 인간의 심장은 이기적이다. 문제가 생기면 심장은 다른 장기보다 먼저 혈액과 산소를 공급 받는다. 그렇지 않으면 다른 장기들이 생존하지 못한다. 이와 마찬가지로 나 자신을 돌보기 위해서는 가깝고 소중한 사람의 희생이 필요하다. 왜냐하면 내가 없으면 그들은 살아갈 수 없기 때문이다. 스스로 이기적이 될 필요가 있다.

아마 "어떤 사람도 어느 정도의 스트레스를 경험하지 않고 살아갈 수는 없다." 여키스 도슨 법칙(Yerkes-Dodson law)에 따르면, 스트레스가 생기더라도 건강과 성취도는 '스트레스의 최고점(optimum stress point)'까지는 비례하지만, 이 지점을 지나면 건강과 성과가 모두 하강 곡선을 그린다. 이를 통해 스트레스가 너무 적어도 문제라는 사실을 알 수 있다. 몸 안의 모든 것은 균형을 필요로 한다. 스트레스가 너무 적으면 아침에 침대에서 일어날 수 없다. 스스로에게 동기를 부여하기 위해서는 약간의 스트레스가 필요하다.

스트레스의 최고점(곡선의 꼭짓점)은 '영역(zone)' 안에 있다. 이 최고점에서의 스트레스 수준은 아직은 괜찮다.

일어나서 최소한의 노력만으로 모든 일을 처리했던 기억이 있는가? 스트레스가 최고점을 넘으면 처음에는 그것을 알아차리지 못한다. 그저 일을 끝마치는데 시간이 더 걸린다는 것 정도밖에 느끼지 못한다. 그러다가 간단한 일이 틀어질 수 있다. 예컨대 차를 주차할 곳을 찾지 못해 지각하는

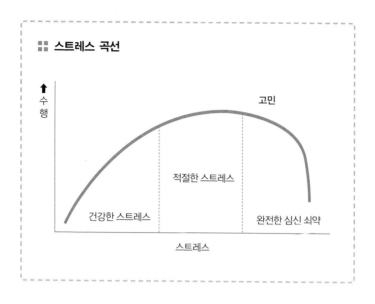

■■ 스트레스 곡선

수행 ↑

고민

적절한 스트레스

건강한 스트레스

완전한 심신 쇠약

스트레스

것이다. 그러면 갑자기 모든 일이 엉망이 되는 것처럼 느껴진다. 그제서야 우리는 전처럼 일을 수행할 수 없다는 사실을 깨닫게 된다.

설령 그렇다고 해도 대부분의 사람들은 계속 고군분투한다. 전국적으로 늘어나는 허리선은 그에 대한 방증이다.

위의 도표에서 당신의 곡선의 어느 부분에 있는지 확인해보자. 만약 '안심 구역(comfort zone)'을 벗어났다면, 당장 하던 일을 멈추고 생각해 보아야 한다. '당신의 스트레스 수준을 낮추기 위해 무엇을 할 수 있을까'를 말이다.

다이어트 후
날씬한 몸매
유지하기

식습관을 바꾸고, 영양 보충제를 먹고, 운동을 하고, 생활 스트레스를 줄이는 등의 노력이 첫 몇 주간은 쉽지 않을 것이다. 4가지 중점 계획은 중요한 약속이고 의미 있는 생활의 변화를 가져온다. 인내심을 발휘하자. 초콜릿 바나 포도주를 거부할 수 없을 때, 스트레스가 온몸을 휘감고 있다는 느낌을 받을 때, 비가 억수같이 쏟아지는 가운데 걸어야 하는 것이 관장(灌腸)하는 것만큼이나 싫을 때가 있을 것이다. 그렇지만 중도에 포기하지 말고 계속해야 한다.

설탕과 각성제 없이 며칠씩 지내다 보면 머리가 아프고

감기나 독감에 걸린 것처럼 느껴질지 모르겠다. 이것은 아주 좋은 징조다. 몸이 해독을 하고 있다는 뜻이기 때문이다. 몸이 잠시 동안 중지했던 독소 및 노폐물 제거 작업을 하는 것이다. 첫 며칠은 훨씬 더 건강해진 것처럼 느껴지기 시작할 것이다. 햇볕이 내리쬐는 날에 가볍게 조깅하는 것이 캔에 든 카페라떼를 마시는 것보다 훨씬 더 자존감을 높여 줄 것이다. 한 달도 되지 않아 상당한 변화를 느끼게 된다. 먼저 복부 바깥쪽 지방이 사라지고, 그 다음에 안쪽 부위의 지방이 없어질 것이다. 마지막으로 등 쪽의 지방이 줄어들 것이다. 살이 빠졌다는 것을 느끼기도 전에 당신이 입는 옷이 헐거워지고, 친구들이 살이 빠진 것 같다는 말을 할 것이다.

이 '뱃살 제로 다이어트'는 겨우 3개월짜리다. 평생 동안 해야 하는 '종신형'이 아니다. 일단 목표를 달성하기만 하면 변화를 유지하려고 애를 쓸 것은 불 보듯 뻔하다. 과학자들은 습관을 깨는 데는 10일 정도가 필요하다고 말한다. 이렇게 3개월이 지나면 변화는 생활의 일부가 될 것이고 평생 동안 그 습관을 몸에 지니게 될 것이다.

3개월이 다 되어 갈 즈음, 몸매를 측정하고 기록해 멋지게 변한 모습으로 스스로에게 상을 주자. 예전 모습으로 되돌아가지 않기 위해, 늘씬하고 가느다란 몸매를 유지하는데 걸림돌이 되는 나쁜 습관에 대해서도 살펴본다.

PART 2

뱃살이
저절로 빠지는
식이 요법

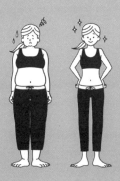

다이어트라고 하면 흔히 기간을 정해놓고 하는 일시적인 식이
요법이라고 대부분 생각한다. 그러나 정말로 몸매를 바꾸고 싶
으면 생활습관 가운데 음식과 먹는 것에 대한 생각을 새롭게 바
꿀 필요가 있다. 그래야 매일 때로 신경 쓰지 않아도 즐겁고 건
강하게 먹는 습관을 들일 수 있다.

내가 이 책에서 제시하는 계획을 몇 주만 따라 해도 남이 보기
에는 물론 본인 스스로도 훨씬 좋아졌다고 느낄 것이다. 여러
해 동안 감수해낸 항아리 몸매에서 벗어나, 살이 빠지고 활력이
넘치는 건강한 몸으로 바뀔 것이다. 앞으로 더욱 건강해질 것이
고, 나중에 심한 질병에 시달리는 것도 예방하게 될 것이다.

당장
다이어트를
멈춰라

다이어트는 효과가 없다. 다이어트를 하던 여성 중 3분의 1 정도가 다이어트를 한 뒤 몸무게가 이전보다 돌덩이 하나 정도 더 늘었다. 다이어트 산업은 거대 산업이다. 은연중에 고객이 다이어트에 실패하기를 바라고 있다. 누구든지 음식 대체 음료와 살 빼는 약, 저지방 음식, 저탄수화물 바, 저칼로리 음식을 살 수 있다. 그러나 만일 제조사들의 주장대로 그것들이 효험이 있다면 누구든지 단시간 내에 살을 뺄 수 있을 것이고 그들은 모두 망할 것이다.

다이어트란 쓰는 에너지보다 적게 먹는, 다시 말해서 음식 섭취를 급격히 제한하는 생물학적으로 부자연스러운 상태를 의미한다. 따라서 다이어트를 하면 몸이 필요로 하는 연료를 충분히 제공받지 못하고, 몸과 마음은 경고음을 울리며 생존 모드로 돌입한다. 몸무게를 유지하고 신진대사를 늦추면서 끊임없이 먹을 것을 종용한다. 케이크를 바닥이 드러나도록 먹게 하는 주체할 수 없는 욕망은 당신의 의지가 약해서 생기는 것이 아니다. 단지 억제할 수 없는 생물학적 요구 때문에 통제력을 잃게 되는 것이다. 우리 몸은 굶고 있다고 생각하고 있으며, 실제로도 어느 정도 굶고 있다. 따라서 정말로 몸무게, 특히 뱃살을 줄이려면 음식 섭취량을 제한하는 것은 가장 마지막에 해야 한다.

다이어트와 요요의 악순환을 끊어라

많은 여성들이 요요 다이어트를 경험한다. 몇 주 동안 다이어트를 해서 몸무게를 줄인 뒤, 다시 원래의 식습관으로 되돌아가기 때문이다. 몸무게가 다시 돌아오고 나면 다이어트를 시작하기 전보다 몸무게가 더 늘어났음을 깨닫게 된다. 이 때문에 더 심한 다이어트를 시작하고 중단하면서 몸무게는 점점 더 늘어난다.

우리가 다이어트를 한다고 음식 섭취량을 줄일 때마다 신진대사는 둔해진다. 그리고 다시 정상적으로 식사를 하면 몸은 적응하는데 시간이 걸리기 때문에, 신진대사가 느려진 상태에서 음식을 섭취하게 된다. 그러다 보니 결과적으로 다이어트를 끝냈을 때, 몸무게가 이전보다 더 늘어나게 되는 이른바 요요가 온다.

몸의 단순한 생화학적 변화는 매일 일어날 수 있다. 간혹 병원에서 점심은 먹지 않고 커피 한 잔만 마시는 여성들을 본다. 그들은 점심에 칼로리를 줄이면 몸무게를 뺄 수 있다고 믿지만 그렇지 않다. 하루 동안 음식을 적게 공급받았다고 느낀 몸은 기초 대사량을 줄인다. 우리 몸은 우리가 6시간 내에 음식을 먹을지 6일 내에 먹을지 알지 못하기 때문에 지나치게 경계를 한다. 오랫동안 기다리던 저녁식사를 위해 식탁에 앉았을 때, 낮 동안 굶주린 바람에 생긴 스트레스의 반응이 몸으로 하여금 음식을 지방으로 저장하라고 재촉한다. 식욕을 억제하는 커피와 콜라를 즐겨 마시면 증상은 더 심해진다. 카페인은 아드레날린과 코티솔 분비를 촉진해 우리 몸이 더 많은 지방을 축적하도록 격려하기 때문이다.

다이어트를 끝내고 다시 정상적인 식사를 하게 되면 줄어든 몸무게(물과 근육, 아주 드물게는 약간의 지방이 섞인 조합)는 다시 지방 형태로 쌓이게 된다. 그러다가 굶으면 또다시 '가뭄'에 대비해 지방을 축적하도록 프로그래밍이 된다. 이것이 다이어트를 끝내면 몸무게(지방)가 더 늘어나는 이유다. 이 같은 악순환은 계속된다.

몸무게가 아니라 지방을 줄여라

주말에 체중계 위에 올라서서 몸무게가 얼마나 줄어들었는지 확인해 보고 결과가 만족스러워도 실제로 살이 빠진 것은 아니다. 설령 몸무게가 단시간 내에 빠졌더라도, 줄어든 몸무게의 4분의 1은 물과 근육과 뼈이지 빼고 싶어 하던 지방은 아니다.

몸무게를 단시간 내에 빼면 좋겠지만 지방을 물리적으로 1주일에 450~900g 이상 뺄 수는 없다. 그러므로 스스로 휴식을 취해야 한다. 근육은 대사에 적극적으로 관여하며 그 자체를 에너지로 사용하고, 지방을 태우는 것을 돕기 때문에 많을수록 좋다.

굶는 크래시 다이어트를 하면 굶고 있는 몸은 근육 조직을 연료로 사용한다. 이것은 좋은 생각이 아니다. 근육은 지방을 태우는 것을 돕기 때문에 많을수록 좋다. 크래시 다이어트를 하면 몸은 에너지로 쓰기 위해 근육을 포도당으로 바꾸는데, 이 방법은 에너지 낭비를 줄이는 이점이 있다. 그러나 문제는 우리 몸은 심장을 포함한 어떤 근육이든 사용할 수 있다는 점이다.

왜 지방을 태우려면 계속 열심히 움직여야 하는지 이해가 됐을 것이다. 근육은 대사에 적극적으로 관여하고 그 자체를 에너지로 사용하기 때문이다.

몸무게(지방)는 천천히 줄이고 처음부터 끝까지 신진대사를 건강한 수준으로 유지하는 것이 중요하다.

칼로리보다 음식량을 줄여라

예전에는 몸으로 들어가는 칼로리가 육체적인 활동으로 쓰는 칼로리보다 적으면 몸무게가 빠진다고 생각했다. 그러나 요즘은 이 원리가 모든 사람에게 적용되지 않는다는 것을 알고 있다. 활동적이고 많이 먹지 않는데도 계속 살이 빠지지 않는 경우가 있다.

모든 음식의 칼로리는 똑같지 않으며, 살을 빼거나 찌려는 노력은 살이 지방, 단백질, 탄수화물 가운데 어느 것 때문에 찌느냐에 달려 있다. 게다가 음식을 소화하기 위해서는 에너지가 필요하다. 이것을 '음식의 열 효과'라고 한다. 다시 말해, 음식 칼로리의 일부는 '음식을 소화'하는 데 쓰인다는 것이다. 예를 들어 상추 같은 음식은 반(反)칼로리 음식으로 분류한다. 왜냐하면 이런 음식을 소화하려면 음식에 포함된 칼로리보다 더 많은 칼로리가 소모되기 때문이다. 음식의 열 효과는 음식을 먹은 뒤 3시간 정도 지속된다.

단백질, 탄수화물, 지방은 열 효과가 각기 다르다. 단백질을 먹으면 탄수화물(10%)이나 지방(2%)보다 더 많은 에너지를 태운다. 즉 대사를 하는 데 20% 정도의 에너지가 더 필요하다. 따라서 얼마나 먹느냐만큼이나 무엇을 먹느냐도 중요하다.

필요 이상 먹고 에너지를 태우지 않아서 몸무게를 줄이지 못하더라도 칼로리를 계산하지도, 음식을 숫자(칼로리나 GI)의 조합으로 여기지도 말라고 당부하고 싶다. 대신에 점심과 저녁을 먹을 때 음식량을 체크하고, 접시에 놓인 음식량을 4분의 1 정도 줄이려고 노력하자.

조금씩
자주
먹어라

우리가 3시간 이상 음식을 먹지 않고 있으면 몸은 생존 모드로 전환할 준비를 시작할 것이다. 스트레스가 올라가면 코티솔도 분비된다. 코티솔은 지방은 지키고 근육을 분해해 연료로 공급하라고 명령한다.

혈당이 떨어지면 머리가 멍해지고 화를 잘 내게 된다. 그리고 커피 한 잔이나 비스킷 한 개에 손을 뻗게 된다. 이와 동시에 부신은 아드레날린과 코티솔을 분비하고, 간으로 하여금 더 많은 포도당을 생산하도록 촉구한다.

건강한 방목자가 되기만 하면 된다. 3시간마다 무언가 조금씩 먹도록 훈련하면, 우리 몸에 스트레스를 받지 않고 있음을 알려줄 수 있다. 또 신진대사량을 한 단계 더 끌어올릴 수 있을 뿐만 아니라, 오래 축적된 지방을 에너지로 쓸 수 있다. 《뉴잉글랜드 의학 저널 New England Journal of Medicine》에 게재된 한 연구에 따르면, 식습관을 바꿔 3시간마다 먹기만 해도 2주일 만에 몸에 피해를 주는 코티솔 수치를 17% 낮추는 것으로 나타났다. 이 연구에 참여한 사람들은 평소와 같은 양의 음식을 먹는 대신 아침, 점심, 저녁으로 먹지 않고 여러 번에 걸쳐 나누어 먹었다. 이것은 음식의 열 효과 메커니즘과 일치한다. 이 효과는 음식을 먹은 지 3시간 동안 지속된다. 이렇게 되면 당신이 다시 음식을 먹을 때 당신 몸도 다시 소화 모드로 전환하면서 더 많은 지방을 태울 것이다.

조금씩 자주 먹으면 다음의 3가지가 크게 달라질 것이다.

- 에너지를 회복할 것이다. 혈당이 3시간마다 효과적으로 올라가고, 안정을 되찾아 에너지 수치도 더 이상 롤러코스터처럼 오르락내리락하지 않고 안정될 것이다.
- 단것과 정제 탄수화물을 더 이상 원하지 않게 될 것이다. 아울러 혈당이 떨어지지 않기 때문에 몸이 빠르게 혈당을 회복할 필요도 없을 것이다. 혈당이 안정됐기 때문에

초콜릿 케이크 한 조각을 단념하는 것도 너무 쉬워졌다는 것을 깨닫고 놀랄 것이다.

● 혈당이 정상화되면 기분도 안정된다. 긴장과 감정의 롤러코스터에서 벗어난 우리 몸은 더 이상 스트레스를 받지 않는다고 생각한다. 코티솔 수치가 떨어지면 자동적으로 행복감을 느끼고 긴장이 완화된다. 인간의 몸은 아주 놀랍고 복잡한 장치여서 몸과 마음을 분리할 수 없다. 몸에서 변화가 일어나면 정서와 느낌도 따라서 변한다.

조금씩 자주 먹는 것은 아주 쉽다. 하루에 아침, 점심, 저녁 3끼를 확실히 먹고, 더불어 스낵으로 간단한 오전 간식과 오후 간식을 먹어 각 식사와 간식 간격이 3시간 이상 벌어지지 않도록 하자.

아침을 거르지 마라

나를 포함한 많은 전문가들이 아침을 하루의 가장 중요한 식사로 믿고 있다.

많은 사람들이 아침에 아이를 깨워 학교에 보내고, 직장에

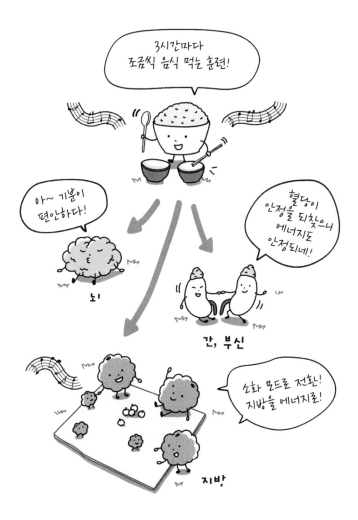

3시간 마다 조금씩 음식을 먹으면 혈당이 일정하게 유지 안정되어서
스트레스 호르몬을 효과적으로 관리할 수 있다.

나갈 준비를 하느라 종종거리는 바람에 커피 한 잔(종종 설탕까지 타고)을 쥐고서 출근한다. 그러나 그렇게 하면 실패하는 건 당연하다. 롤러코스터를 기억하자. 혈당이 올라가면 인슐린이 많이 분비되고, 그러면 뱃살에 지방을 축적하라는 크고 확실한 명령이 떨어진다.

아침을 쫄쫄 굶으면 우리 몸은 근육을 분해해 연료로 쓰려고 한다. 또 아침을 먹지 않으면 혈당은 몇 시간 안에 떨어지고, 균형을 유지하기 위해 아드레날린과 코티솔이 분비되면서 신속하게 균형을 유지한다.

뱃살을 줄이려면 아침 먹을 시간을 갖는 것이 매우 중요하다. 10~15분간 식탁에 앉아 포리지(오트밀에 물이나 우유를 넣은 것)나 무설탕 시리얼 한 그릇, 100% 과일잼을 바른 밀 토스트 한 조각을 먹는다. 이것은 정말 중요한 일이다. 포리지는 혈당을 꾸준히 올리고, 약간의 향신료를 더하면 효과를 더욱 높일 수 있다. 계피는 포도당을 세포 안으로 옮기는 데 도움을 주고, 제2형 당뇨병 환자의 포도당 수치를 낮추는 데 효과가 있으며, 열을 내어 지방을 태우는데 도움이 된다.

강황(울금·심황) 역시 염증을 가라앉히는데 도움을 주는 흥미로운 양념이다. 염증은 뱃살과 연관이 있으므로 다른 음식에 강황을 곁들이면 효과를 볼 수 있다.

설탕과
정제 탄수화물을
모두 치워라

●

　뱃살 다이어트의 목표는 자연적인 스트레스 반응을 통제하는 것이다. 우리 몸이 복부 주위에 지방을 쌓아 두는 것을 멈추라는 메시지를 접수하도록 하는 것도 이 때문이다. 식습관을 조금씩 자주, 먹는 것으로만 바꾸어도 식이 요법으로 인한 스트레스를 효과적으로 줄일 수 있다. 다만 혈당을 빨리 상승시키는 음식들은 피해야 올바른 방향으로 걸음을 내딛을 수 있다.

　그러기 위해서는 신속하게 소화되는 음식은 피할 필요가 있다. 음식은 빨리 소화될수록 혈관에 더 빨리 도착하고, 결과적으로 스트레스 반응도 더 커진다. 불 위에 올려놓은 종이와 석탄을 서로 비교해 보자. 종이는 큰 불꽃을 내며 타지만, 열은 그다지 많이 내지 않고 빨리 타 버린다. 열을 얻으려면 불 위에 더 많은 종이를 올려놓아야 한다. 반면 석탄은 열을 내는데 더 많은 시간이 걸리지만 오랫동안 열을 유지한다.

식이 요법의 관점에서 볼 때, 우리의 목표는 석탄과 같은 방식으로 음식을 먹는 것이다. 정제된 음식은 종이와 같다. 자연상태의 음식은 석탄이다. 음식이 정제될수록, 즉 자연적인 요소가 사라질수록 더 빨리 혈관을 공격한다. 반면에 자연상태의 음식을 많이 먹을수록 혈당은 더욱 안정된다.

좋은 예가 흰 빵과 통밀빵의 차이다. 흰 빵은 식이섬유를 빼앗긴 탓에 소화 체계에 재빨리 흘러 들어가 인슐린 수치를 높인다. 반면 통밀빵은 껍질을 벗기지 않은 통밀을 통째로 분말로 만들어 식이섬유가 많은 껍질을 모두 포함하고 있다. 이 때문에 통밀빵은 영양분을 흡수하는데 시간이 걸리고, 천천히 신체 체계를 통과한다. 통밀빵은 흰 빵보다 식이섬유를 4배나 많이 함유하고 있고, 아연은 3배, 철분은 2배가 많다. 통밀빵의 탄수화물은 몇 시간에 걸쳐 천천히 분해된다. 따라서 갑자기 혈관 속으로 당분이 넘쳐 흘러들어갈 염려는 없다. 또 천천히 분해되기 때문에 식욕을 더 오랫동안 억제하고, 단 음식을 먹고 싶다는 욕구를 멈추게 한다.

혈당이 롤러코스터를 타고 있지 않기 때문이다.

2004년 미국 보스턴의 터프츠 대학에서 459명의 건강한 사람들을 대상으로 3년 동안 실험한 결과, 흰 빵을 많이 먹는 사람들의 허리둘레가 가장 많이 늘었다. 흰 빵을 먹는 사람들의 허리둘레는 1년에 거의 1cm씩 늘어나 습관적으로 통밀빵을 먹는 사람들보다 3배나 많이 늘었다. 최근 연구 결과, 통밀빵처럼 천천히 분해되는 음식을 먹으면 혈당 균형을 유지하는데 좋을 뿐만 아니라, 심장병이나 당뇨병도 예방하거나 줄일 수 있다고 한다. 이것은 인슐린 저항성에

뱃살을 제거하는데 중요한 역할을 하는 식이섬유

식이섬유는 뱃살을 제거하는데 중요한 역할을 한다. 음식에 포함된 식이섬유는 위에서 장으로 내려가는 음식의 양을 줄여서 혈당 변화를 통제하는데 도움을 주고 코티솔 분비량을 줄인다. 소화가 느려진다는 것은 당을 혈관 속으로 빨리 분비하지 않아 인슐린이 많이 분비되지 않는다는 뜻이다. 또한 식이섬유는 위에 포만감을 주어 배고픔을 덜 느끼게 함으로써 식욕을 조절하도록 만든다.

식이섬유의 형태는 과일과 오트밀, 채소, 콩 등에 들어 있는 수용성과 통곡류와 견과류에 들어 있는 불용성 두 가지가 있다. 수용성 식이섬유는 인슐린을 통제하는데 지대한 영향을 미쳐 혈당의 변화를 효과적으로 조절할 뿐만 아니라, 콜레스테롤을 규제하는 데도 도움을 준다. 불용성 식이섬유는 장의 연동 작용을 돕는다.

비추어 볼 때도 딱 맞아 떨어진다. 통곡물에는 '효소 억제제'가 포함돼 있다. 효소 억제제는 녹말과 설탕의 소화를 늦추고 혈당 수치를 멈추게 하며, 당 반응을 효과적으로 줄인다. 이 억제제는 제2형 당뇨병을 통제할 수 있는 약과 비슷한 역할을 한다. 탄수화물의 소화를 늦춤에 따라 포도당을 혈액 속으로 천천히 스며들게 한다.

탄수화물에 대해 공부하라

대부분의 음식에는 조합 비율은 다르지만 탄수화물, 지방, 단백질이 모두 들어 있다. 탄수화물은 녹말과 설탕이며, 빠르게 분해되는 탄수화물과 느리게 분해되는 탄수화물 두 가지로 나눌 수 있다.

빨리 분해되는 탄수화물은 혈당을 급속하게 끌어올렸다가 빠르게 떨어뜨려 스트레스 호르몬을 분비한다. 설탕을 친 음식은 모두 빨리 분해된다. 음식 라벨에 붙은 설탕을 살펴보고 어디에 숨어 있는지 유심히 살피자. 예를 들면 과당(프룩토오스), 포도당(글루코오스), 우선당(덱스트로오스), 젖당(락토오스), 맥아당(말토오스), 자당(수크로오스) 등이 있을 것이다.

이름이야 어떻든지 이들은 모두 당으로, 인슐린 저항성이 되게 하고 뱃살을 늘어나게 한다. 식품 회사들은 설탕의 함량을 줄이고 리스트 아래로 끌어내리기 위해 설탕을 자당, 포도당 등의 다른 이름으로 교묘하게 분류한다. 방심하면 안 된다. 설탕은 깡통에 넣은 채소나 구운 콩, 토마토케첩, 수프, 예상치 못한 파스타 소스에도 첨가된다. 과일 요구르트나 심지어 '건강에 좋다'는 유기농 생과일 요구르트에도 설탕이 40ml나 들어 있다.

정말로 뱃살을 줄이려면 특별한 경우 약간 먹는 것을 제외하고는 모든 당을 완전히 끊어야 한다. 앞에서 언급했듯이, 흰 빵, 흰 쌀, 비스킷, 케이크 같은 정제 음식들은 2배나 빨리 분해된다. 설탕과 흰 가루가 결합돼 있기 때문이다.

과일은 비타민과 미네랄을 제공하는 훌륭한 식품이다. 특히 세포가 공격당하는 것을 막아주고 노화를 늦추는 항산화제를 포함하고 있다. 그러나 과일에는 과당이 많으니, 혈당을 통제하려면 과일 섭취량도 제한하는 것이 좋다. 특히 바나나와 포도는 가장 빨리 탄수화물이 분해되는 과일이므로 삼가야 한다. 대신 견과류나 씨앗류 같은 단백질을 섭취하는 것이 좋다. 다이어트를 시작하고 첫 4주 동안에는 과일주스를 먹지 않는 것이 좋다. 이후에는 과일주스를 묽게 해서 음식과 함께 마신다. 오렌지주스 한 잔은 오렌지 여덟 개와 맞먹는다. 주스로 마시기보다는 오렌지를 그냥 먹는 것이 좋다. 오렌지의 식이섬유가 소화를 늦추기 때문이다. 지방 배분을 통제할 수 있는 처음 3개월까지는 감자와 고구마는 먹지 않는 것이 좋다.

밀가루 음식을 줄이거나 피해라

밀에는 전분의 가장 흔한 형태인 아밀로펙틴이 많다. 밀은 빨리 분해되기 때문에 아밀로오스처럼 인슐린에 긍정적인 영향을 주지 않는다. 정제하지 않은 밀로 만든 빵이 흰빵보다는 낫지만, 몸무게를 더 빨리 줄이려면 가급적 밀가루 음식은 피하고, 호밀이나 옥수수로 만든 빵이나 파스타를 먹는 것이 좋다.

또한 밀에는 글루텐(부질)이라는 단백질이 들어 있다. 글루텐은 소화 기관에서 끈적끈적한 물질을 만드는데, 이 물질은 독성 물질과 가스를 만드는 유해한 박테리아의 성장을 촉진한다. 심하면 만성 장병(臟病)을 일으킬 수도 있다.

만성 장병은 밀, 호밀, 보리, 귀리 같은 곡물에 함유된 글루텐이 일으키는 알레르기다. 만성 장병을 앓는 환자의 위에서는 백혈구가 발견된다. 위는 글루텐을 이상한 물질로 여기도록 설계되어 있어서 그것을 거부하기 때문이다. 만성

장병은 몸무게를 줄어들게 하고 설사를 유발할 뿐 아니라, 필수 비타민과 미네랄을 충분히 흡수하지 못하게 만든다. 요즘 밀은 대량으로 생산하기 위해 글루텐을 많이 함유하도록 유전자 조작이 되어 있다. 만일 소화가 안 되고 가스가 차며 복부 팽만감, 변비, 설사와 같이 소화에 문제가 생긴다면 1주일 동안 밀을 먹지 말고 어떤 차이가 있는지 관찰해 보아야 한다. 수프와 소스 등에 들어가는 밀도 조심해야 한다. 라벨에는 '녹말'로 표시돼 있는데, 거의 정제된 것이다.

탄수화물을 무조건 줄이지는 말아라

탄수화물을 건강의 관점에서 보면 어떠할까? 탄수화물을 많이 섭취하는 여성들은 유방암에 걸릴 위험이 높다고 알려져 있다. 섭취하는 칼로리 중에서 탄수화물이 차지하는 비중이 57% 이상인 여성들은 그렇지 않은 여성에 비해 유방암에 걸릴 확률이 2배나 높다. 자당과 과당이 유방암 발병과 매우 밀접한 연관이 있기 때문이다. 설탕으로 인해 인슐린 수치가 높아지면 세포 분열이 활발해지고 몸의 에스트로겐 수치가 올라간다. 연구에 따르면 식이섬유는 탄수화물의 흡수를 늦춰 유방암 발병 위험을 낮추는 효과가 있다.

나는 천천히 분해되는 탄수화물과 빨리 분해되는 탄수화물을 각각 '건강한' 탄수화물, '건강을 해치는' 탄수화물로 부르고 싶다. 건강을 해치는 탄수화물은 건강을 위협하고 뱃살을 늘리는 반면, 건강한 탄수화물은 그렇지 않다. 이러한 사실은 동물 실험을 통해 확실히 밝혀졌다. 실험 쥐 두 그룹에 69%의 탄수화물을 함유한, 거의 같은 음식을 먹였다. 한 그룹에는 천천히 분해되는 탄수화물을, 다른 그룹에는 빨리 분해되는 탄수화물을 주었다. 18주가 지난 뒤 살펴본 결과, 빨리 분해되는 탄수화물을 먹은 쥐의 몸에서는 지방이 71%나 늘어났다. 그것도 대부분 뱃살 지방이었다. 항아리 모양의 쥐가 된 것이다. 두 번째 연구에서는 더욱 두드러진 결과가 나타났다. 빨리 분해되는 탄수화물을 먹은 쥐는 그렇지 않은 쥐보다 몸에 지방이 93%나 증가했다.

∷ 천천히 분해되는 탄수화물과 빨리 분해되는 탄수화물

천천히 분해되는 탄수화물	빨리 분해되는 탄수화물
곡물(통밀, 호밀, 귀리, 죽, 현미, 보리, 옥수수, 기장)	정제 곡물(흰 밀가루, 케이크, 비스킷, 흰 빵, 패스트리, 인스턴트 죽, 흰 쌀)
콩(렌즈콩, 강낭콩, 대두)	흰 설탕, 노란 설탕, 포도당, 꿀, 메이플 시럽
채소, 메밀	감자, 고구마
과일(베리, 체리, 사과, 배, 감귤류)	바나나, 말린 과일, 포도, 과일주스

요점은 우리 몸은 탄수화물을 필요로 한다는 것이다. 탄수화물은 몸이 가장 선호하는 연료 공급원이다. 중요한 것은 섭취하는 탄수화물의 질과 음식에 함유된 단백질과의 균형이다.

뇌는 탄수화물로 움직인다. 탄수화물을 충분히 섭취하지 않으면 생각을 제대로 할 수 없고 우울해진다. 몇 주 만에 탄수화물 섭취를 급격하게 줄이면 호르몬 분비가 줄어들어 갑상선 기능과 신진대사가 영향을 받는다. 탄수화물 섭취를 너무 줄이면 혈당이 떨어지고 혈액 속의 포도당 수치를 올리기 위해 아드레날린 호르몬이 분비된다. 그 결과 코티솔 호르몬 수치가 올라간다. 코티솔 수치가 높으면 복부 주위에 지방을 저장하라는 명령이 떨어지고, 갑상선 기능에도 영향을 미친다. 이와 같은 과정이 반복되면서 악순환에 빠지는 것이다.

모든 음식에
단백질을
추가하라

단백질은 세포와 근육, 뼈, 머리카락, 피부, 손톱 등을 만드는 기본 요소로 음식에서 단연 중요하다. 단백질은 25가지 아미노산으로 만들어진다. 이 가운데 8가지는 '필수 아미노산'으로 몸에서 만들어지지 않기 때문에 음식으로 섭취해야 한다. 나머지 17가지 아미노산은 몸에서 자연적으로 만들어진다. 근육은 단백질로 만들어지기 때문에 든든한 근육을 유지하려면 단백질을 충분히 섭취해야 한다. 근육은 지방을 태우는 신진대사를 활발하게 하기 때문에 뱃살을 줄이는데 도움이 된다는 사실을 명심하자.

먹는 모든 음식에 단백질을 포함시켜야 한다. 위가 음식을 소화시켜 다음 단계의 소화 기관으로 옮기는 시간을 늦추면 단백질을 포함한 탄수화물의 이동도 함께 늦춰지기 때문이다. 동물성이건 식물성이건 단백질을 탄수화물에 추가하면 탄수화물의 분해가 느려진다. 단백질을 추가하는 것은, 아침으로 먹는 죽에 견과류와 씨앗류를 뿌리는 것처럼 아주 쉬운 일이다.

균형이 가장 중요하다. 곧 단백질, 탄수화물, 지방의 균형이 잘 맞는 식단이 필요하다. 물론 식사할 때마다 단백질을 섭취하는 것은 '음식 조합의 원칙'(나는 이것을 '음식 부조합의 원칙'으로 불러야 한다고 생각한다)에 어긋난다.

음식 조합의 원칙은 단백질과 탄수화물은 따로 먹어야 한다는 믿음에 바탕을 두고 있다. 단백질과 탄수화물은 소화에 필요한 효소가 달라서 이 두 가지를 동시에 먹으면 소화가 잘 되지 않고, 소화가 덜 된 음식은 내장에 보관돼 발효가 되면서 가스가 차게 된다. 그러다 만일 소화가 제대로 되지 않아 에너지로 쓰이지 않으면 지방으로 저장되는 것이다.

과학적인 근거가 없는데도 사람들은 이 원칙으로 살을 뺀다. 그렇지만 나는 이런 음식 조합의 원칙이 항아리 모양의 체형을 가진 사람들에게는 좋지 않다고 확신한다. 한 가지 음식만을 먹는 식이 요법(예를 들어 one food diet)은 혈당 흐

름을 나쁘게 만들기 때문이다. 특히 탄수화물로만 식사하는 경우에는 더 그렇다.

단백질은 소화 비율을 늦춰서 인슐린을 조절하는데 도움을 준다. 또한 지방을 태우는 호르몬인 글루카곤의 생산을 촉진한다. 글루카곤은 인슐린처럼 췌장에서 생산되지만 인슐린과는 반대로 지방을 에너지로 쓰도록 부추겨 혈중 포도당을 늘린다.

하지만 아무리 단백질이 중요하더라도, 고단백질과 단백질로만 이루어진 식사는 권장하고 싶지 않다. 이 같은 식사 형태를 장기적으로 지속하면 건강에 유익하지 않을 뿐 아니라 심각한 위험을 초래할 수 있기 때문이다. 다시 한 번 말하지만, 문제는 균형이다.

문제는 몸이 탄수화물에 굶주릴 때 글리코겐 저장고에서 에너지를 찾는다는 것이다. 1g의 글리코겐에 4g의 물이 달라붙어 있기 때문에 저탄수화물 식사를 하면 단시간에 몸무게를 많이 뺄 수 있는 것처럼 보인다. 그러나 단시간에 빠진 몸무게는 지방이 아니라 탈수로 인한 것이다. 몸은 글리코겐 저장고가 완전히 고갈되어야 지방세포를 분해하기 시작한다.

만일 단백질만 섭취하면 우리 몸은 '케톤증'(체내에 탄수화물이 부족하거나 체지방의 과도한 분해로 인해 체내 케톤이 다량 축적돼 대사성 산 중독증을 일으키는 질환)이라는 비정상적인 신진대사

상태에 빠질 것이다. 체내에 탄수화물이 충분하지 못해 몸이 지방을 연료로 사용해야 하기 때문이다. 케톤은 굶거나 당뇨병이 있을 때 생성된다. 이런 일이 일어나면 몸은 글자 그대로 생존하기 위해 먹는다. 지방뿐만 아니라 근육도 분해해 사용한다. 케톤은 호흡 곤란, 집중력 저하, 급격한 기분 변화, 기억력 감퇴 등과 같은 부작용을 낳는다. 나는 살을 빼기 위해 케톤 다이어트를 하다가 다이어트를 그만둔 후 탈모가 온 여성들을 보았다.

고단백질 다이어트는 몸에 질소를 쌓이게 한다. 질소는 단백질을 분해하면 생기는 것으로, 보통 간과 신장에서 대사돼 오줌으로 배출된다. 그러나 고단백질 다이어트를 하면, 몸에 질소가 너무 많이 쌓여서 간과 신장에 타격을 줄 수 있다.

뱃살을 줄이기 위해 해야 할 또 다른 일은, 몸의 자연적인 염증 과정을 조절하는 것이다. 불행히도 붉은 살코기나 유제품 같은 음식들은 염증을 유발하는 호르몬인 프로스타글란딘을 만든다. 이런 음식에는 필수 지방산을 생성하는 건강에 좋은 프로스타글란딘은 들어 있지 않다. 포화 지방에서 생성되는 특정 프로스타글란딘은 염증을 일으킨다. 콜라겐을 분해하는 성분인 PGE2는 아라키돈산(AA: 포유류의 지방에 들어 있는 불포화 지방산)에서 생산된다. 아라키돈산은 유제품에서 주로 만들어진다. 따라서 식단에서 유제품을 줄이거나 없애고 생선이나 달걀 같은 다른 동물성 단백질을 이용하는 편이 낫다. 유제품 가운데는 유기농, 자연 발효, 플레인 요구르트 (설탕 40ml가 들어 있는 과일 요구르트 말고)가 가장 좋다. 소화에 도움을 주는 유익한 박테리아를 포함하고 있기 때문이다. 그렇지 않으면, 우유로 만든 것보다는 양이나 염소 치즈를 적당히 먹으면 된다.

아라키돈산이 들어 있는 붉은 살코기와 달걀에는 모두 필수 아미노산이 들어 있다. 이들은 '1등급 단백질'이나 '완전 단백질'로 불린다. 연구에 따르면 달걀에 포함된 필수 아미노산인 류신은 혈당을 안정시켜 몸무게를 빼는 데 도움을 준다.

양질의 단백질을 먹도록 노력하자. 나는 생선(가급적 자연산이나 유기 양식), 유기농 달걀, 콩, 견과류, 씨앗류 등을 추천한다. 붉은 살코기는 피하라고 권한다. 붉은 살코기에는 심장 질환과 위장 장애를 일으키는 포화 지방이 많기 때문이다.

우유 섭취를 줄여라

우유 섭취를 줄여야 하는 이유는 매우 많다.

- 유당 불내증(lactose intolerant)이 있을 수 있기 때문이다. 유당 불내증은 가벼운 위장 장애에서 심한 설사, 복

통에 이르기까지 다양하다.

- 우유의 단백질 부분(카세인)은 알레르겐(알레르기를 일으키는 원인 물질)으로, 습진과 같은 피부 트러블을 일으킨다. 우유와 밀 등은 부신을 자극함으로써 알레르기 반응을 일으킨다. 코티솔은 항염 작용이 매우 커서 특정 음식에 알레르기 반응이 일어날 때 작용을 한다. 만일 알레르기를 일으키는 음식을 계속 먹는다면 코티솔 수치와 더불어 지방을 축적하려는 경향도 늘어날 것이다.

- 우유에는 인간 세포가 아닌 갓 태어난 송아지에게 필요한 최상의 물질이 들어 있다. 우유에 함유된 성장 인자는 젊은 포유류의 육체적인 성장을 돕는다. 하지만 불행하게도 유방과 전립선, 폐, 대장을 포함한 다양한 곳에 암세포들을 분열시킨다.

- 2005년 《국제 암 저널 International Journal of Cancer》에 발표된 논문에 따르면 매일 우유 한 잔을 마시면 여성 자궁암 발병 위험이 높아진다. 이 논문을 통해 우유에 들어 있는 젖당인 락토오스가 자궁암 발병률을 13%나 높인다는 사실이 밝혀졌다. 하지만 요구르트와 치즈는 발효 과정에서 락토오스를 분해하는 효소가 만들어지기 때문에 위험성이 없다.

- IGF-1(인슐린 유사 성장인자-1)은 세포 자살도 막는다. 세

포를 죽지 않고 살아남게 만들어 암세포가 되게 한다. 설령 암 발생 위험이 낮다고 해도, IGF-1은 이름 그대로 인슐린과 비슷한 인자여서 지방세포에 포도당의 저장을 촉진할 수 있다.

- 소를 키울 때 항생제를 먹이기도 하는데, 이러한 항생제는 결국 우리 몸 안으로 들어온다. 일반 의약품에 항생제를 남용해 내성 결핵과 같은 병이 생겨난 것이다.

- 소는 이제 '우유를 만드는 기계'가 되었다. 30년 전에는 소 한 마리에서 하루 9리터의 우유를 짜냈는데, 지금은 하루에 약 56리터를 짠다. 이는 송아지 한 마리가 마실 수 있는 양의 8배나 된다. 대량 생산을 위해서 인위적으로 촉진된 우유이다.

- 우유를 고온에서 살균하면 우유의 지방이 트랜스 지방으로 바뀌어 심장 질환을 일으킬 수 있다.

채식주의자는 곡물로 단백질을 보충하라

채식을 주로 할 경우 매일 먹는 음식에 몇 가지 다른 식품을 섞어 먹으면 8가지 필수 아미노산을 얻는데 충분하다. 콩, 견과류, 씨앗류, 곡물류 등의 혼합물을 매일 먹을 필요가 있다.

콩은 온갖 필수 아미노산을 함유한, 완전 단백질로 평가받는다. 다만 유기농 콩인지 확인해 봐야 한다. 유전자를 변형한 콩일 수도 있기 때문이다. 다른 문화권에서는 전통적으로 콩을 최고의 식품으로 여겼다. 일본 사람들은 두부와 미소, 간장, 템페(콩을 발효시켜 만든 음식) 형태로 먹는다.

분리 대두 단백(soya protein isolate) 제품은 피하는 것이 좋다. 분리 대두 단백 제품은 가공을 해서 만들기 때문에 원래의 콩과는 다르고 알루미늄과 질산이 미량 포함되어 있다. 빵, 비스킷, 피자, 유아식 같은 가공식품에는 콩이 최고 60%까지 포함되어 있다. 분리 대두 단백 제품을 일반 콩 제품과 구별하려면 성분표를 보면 된다. 또 유기농이라는 라벨이 붙어 있으면 유전자 변형(GM) 콩이 아니다.

채식주의자들에게 필요한 또 다른 양질의 단백질 원료는 퀴노아이다. 퀴노아는 씨지만 곡물로 쓰이며 단백질과 비타민, 미네랄이 풍부하게 들어 있다. 해초는 채식주의자나 비채식주의자 모두에게 좋은 식품이다. 칼로리가 적고 미네랄이 풍부한데, 미네랄 중에서도 아연, 망간, 셀레늄, 칼슘, 마그네슘, 철, 특히 아이오딘(요오드)가 많이 들어 있다. 아이오딘은 신진대사를 규제하는 갑상선이 제대로 기능을 하도록 하는데 필수적이다. 해초는 노리(김), 다시마, 대황, 톳 등 그 종류가 다양하다.

필수 지방산을
먹어라

지방이 줄어도 비만은 증가할 수 있다

많은 사람들이 '지방이 당신을 살찌게 만든다'고 믿고 있다. 하지만 진짜 범인은 설탕과 정제 탄수화물이다. 이것들이 인슐린 생산을 늘리고, 비만을 촉진하는 스트레스 호르몬을 분비하게 만든다.

하버드 대학교 공공건강대학원은 지방을 줄인다고 해서 몸무게가 줄지 않는다는 사실을 확인했다. 월터 윌넷(Walter Willett) 박사는 "지방이 많은 음식을 먹는 것은 몸이 비대해지는 주요 원인은 아니다"라고 말했다. 그는 특히 "지방을 줄이자고 강조하는 바람에 비만을 줄이고 건강을 증진하려는 노력에 큰 혼란이 빚어졌다"고 덧붙였다.

이러한 사실은 지난 20년 동안, 특히 미국에서 지방 소비량은 감소했는데도 비만은 증가하는 역설적인 결과를 통해 확실히 입증된다.

나쁜 지방은 포화 지방이다

나쁜 지방, 즉 포화 지방은 붉은 살코기와 유제품에 포함돼 있으며, 심장 질환과 대장암 발병 위험을 높인다는 점에서 건강에 좋지 않다는 것은 의심의 여지가 없다. 포화 지방은 또한 세포막을 딱딱하게 만들고 인슐린을 수용하기 어렵게 해서 인슐린 저항성이 될 위험을 높인다. 가장 치명적인 것은 포화 지방에다 정제 탄수화물과 설탕을 같이 먹는 것이다. 가령 번(우유와 버터에 건포도나 호두를 넣고 구운 둥글고 작은 영국 빵)과 버거를 함께 먹는 식이다. 이는 콜레스테롤과 중성 지방(피 속의 지방)을 늘려 심근경색과 뇌졸중을 일으킬 수 있다.

좋은 지방은 불포화 지방이다

평생 저지방 다이어트에 매달리면 포화 지방의 소비는 줄일 수 있지만, 동시에 불포화 지방이 부족해질 수 있다. 불포화 지방은 필수 지방산으로 불린다. 이름 그대로 필수 지방산(견과류, 씨앗류, 등 푸른 생선 등에서 얻을 수 있다)은 우리 몸에 반드시 필요하고, 스스로 만들어낼 수 없기 때문에 음식을 통해서만 섭취할 수 있다.

필수 지방산이 부족하면 체중 감량의 어려움, 피부 건조, 발뒤꿈치나 손끝 피부 갈라짐, 탈모, 상처가 잘 낫지 않음, 비듬, 우울, 화를 잘 냄, 손톱이 부드러워지고 잘 깨짐, 알레르기, 안구 건조, 의욕 부진, 관절 통증, 피로, 고혈압, 관절염, 생리 전 증후군(PMS), 가슴 통증 같은 증상이 나타난다. 필수 지방산은 소화에 걸리는 시간을 늦춰 탄수화물이 천천히 분해되게 만들고 신진대사를 촉진한다. 그리고 인슐린 저항성이 되는 것을 막고, 염증을 줄여주기 때문에 섭취하는 것이 좋다.

탄수화물에 지방을 첨가하면 단백질을 첨가했을 때처럼 음식이 대장에 느리게 흡수된다. 따라서 탄수화물에 지방(물론 불포화 지방)을 첨가하면 음식의 가치를 높일 수 있다. 예를 들면 아침식사로 포리지를 먹을 때 견과류나 씨앗류를 첨가하는 식이다. 견과류와 씨앗류에는 단백질과 필수 지방산이 들어 있어 일석이조다. 아니면 음식을 먹기 전에 데친 채소 위에 냉압된(cold-pressed) 양질의 유기농 참깨나 해바라기유, 엑스트라 버진 올리브유 등을 뿌려도 된다. 필수 지방산은 신진대사를 촉진하기 때문에 몸무게를 줄이는 데도 도움이 된다. 특히 오메가-3 EFA는 지방을 태우는 역할을 한다. 포도당을 지방으로 저장하기보다는 연료로 쓰라고 명령하고, 지방과 콜레스테롤의 신진대사가 활발해지도록 돕는다. 이 말은 동맥이 막히는 증상을 막을 수 있다는 뜻이다. 2000년에 8만 5,000명을 대상으로 한 미국 간호사 건강 연구에서 EFA를 함유한 생선을 1주일에 한 번 섭취한 사람들은 한 달에 한 번 섭취한 사람에 비해 심장마비에 걸릴 위험이 29%나 낮았고, 1주일에 5번 섭취한 사람은 심장마비로 죽을 확률이 절반으로 줄었다.

몇 년 전까지만 해도 우리는 음식을 섭취할 때 오메가-3와 오메가-6를 균형 있게 섭취하려 했다. 그러나 현재 서구인들의 식단에는 오메가-6(채소 기름과 씨앗류)가 오메가-3(기름진 생선, 콩, 아마씨)보다 무려 10배 가까이 많이 포함돼 있다. 결국 염증을 일으키는 나쁜 프로스타글란딘이 식단에 많아졌다는 뜻이다.

지방을 태우는 메커니즘이 빨리 작동하도록 하려면 오메

가-3를 보충제 형태로 3개월간 섭취하는 것이 좋다. 스트레스 호르몬은 오메가-3가 EPA로 바뀌는 것을 막기 때문에 생선기름이나 오메가-3보다는 EPA 보충제를 섭취하는 것이 좋다.

생선을 전혀 먹지 않고 뱃살이 있는 채식주의자들이 뱃살 빼기가 좀 더 어려운 이유가 여기에 있다. 스트레스 호르몬이 아마씨와 콩, 호두 등에 함유된 오메가-3가 EPA로 전환하는 것을 막기 때문이다.

연구 결과, 오메가-6 채소 기름을 덜 먹으면 오메가-3가 EPA로 전환되는 비율이 높아진다. 따라서 EFA를 채소 기름에서 얻으려 하기보다는 단백질과 EFA를 동시에 함유한 견과류와 씨앗류에서 얻는 것이 바람직하다.

올리브유 섭취를 늘인다

올리브유는 필수 지방산으로 분류되지 않는다. 올리브유는 오메가-9 단일 불포화 지방으로 단일 불포화 지방이 많고 나쁜 콜레스테롤인 LDL을 낮추며, 좋은 콜레스테롤인 HDL을 높이는 것으로 알려져 있다. 올리브유는 재배지인 지중해 연안에서 심장병 발병률을 낮추는 요인으로 작용한다. 오메가-6와 오메가-3 EPA를 균형 있게 섭취하려면 해바라기유 같은 오메가-6 EFA보다는 올리브유를 더 많이 섭취하는 것이 좋다.

올리브유에 열을 너무 가하거나, 직사광선에 놓아두거나, 요리한 뒤 다시 사용하면 산화가 빨라져 활성산소(free radical)라는 화학 반응 물질의 공격을 받기 쉽다. 활성산소는 암과 관상동맥 질환, 류머티스 관절염, 조로 등을 일으킬 뿐만 아니라 콜라겐을 공격하고 건강한 세포를 파괴함으로써 노화 속도를 앞당긴다.

이런 일을 예방하기 위해서는 냉압과 가공 과정을 거치지 않은 식물성 기름이나 엑스트라버진 올리브유를 선택해야 한다. 되도록 유기농 올리브유를 사용하고 햇빛이 들지 않는 곳에 보관하는 것이 좋다.

또 해바라기유 같은 복합 불포화 지방은 열을 가하면 불안정해지기 때문에 튀김 요리에는 사용하지 않는 것이 좋다. 구이 요리를 할 때는 올리브유나 버터를 사용해야 한다. 단, 올리브유는 활성산소를 유발하지 않지만 버터는 포화지방이기 때문에 그렇지 않다. 요리할 때는 되도록 열을 적게 가하는 것이 좋다. 가급적 튀기지 말고 찌거나 훈증 또는 굽는 것이 바람직하다.

트랜스 지방은 최악의 지방이다

포화 지방이 나쁘다면, 트랜스 지방은 더 나쁘다. 트랜스 지방은 해바라기유 같은 복합 불포화 지방에 고온과 압력으로 수소를 통과시켜 만든다. 트랜스 지방은 기름의 단일 구조를 변화시켜, 마가린처럼 더 단단하고 신축성 있게 만들어 오래 보관할 수 있도록 한 것이다. 편의점에서 구입하는 케이크, 비스킷 등 가공식품의 라벨을 보면 트랜스 지방을 쉽게 찾아볼 수 있다. 수소를 첨가한 식물성 기름, 경화유(硬化油)라고 적혀 있는 것이 바로 트랜스 지방이다. 트랜스 지방은 위장에서 플라스틱처럼 변하기 때문에 우리 몸이 소화시키려면 사투를 벌여야 한다. 또한 트랜스 지방은 섭취한 음식물에서 필수 지방산의 흡수를 막고 심장병 발병 위험을 높인다. 한 연구에 따르면 트랜스 지방을 먹는 사람들은 포화 지방을 먹는 사람보다 HDL 수치가 21%나 낮았다. 트랜스 지방을 2%만 더 먹어도 심장병에 걸릴 위험이 30%나 높아지는 것으로 나타났다. 뿐만 아니라 트랜스 지방은 나쁜 콜레스테롤인 LDL을 늘리고, LDL 분자의 크기를 줄인다. 이로 인해 작아진 LDL 분자는 동맥벽에 플라크처럼 달라붙어 동맥 경화를 일으킨다.

이와 함께 트랜스 지방은 인슐린 저항성이 될 가능성을

높인다. 세포막을 딱딱하게 만들어 인슐린을 수용하기 어렵게 만드는 것이다. 이 밖에 트랜스 지방이 제2형 당뇨병 위험을 높인다는 보고도 나와 있다.

항상 라벨을 확인해야 한다. 마가린 용기에 '해바라기유로 만들었다'고 적혀 있는 것은 수소를 첨가해 딱딱하게 하는 (수소 첨가 경화) 과정을 통해 알 수 없는 물질로 바뀌었다는 뜻이다. 일반 마가린보다는 유기농 버터나 수소 첨가 경화 과정을 거치지 않은 마가린을 사용하는 것이 좋다.

허겁지겁
먹지
말아라

뱃살 다이어트를 제대로 실천하려면 뱃살을 늘리는 코티솔을 통제하고, 혈당을 균형 있게 유지할 필요가 있다. 그렇게 하면 스트레스 호르몬의 생산이 중단된다.

우리 몸은 무엇이 스트레스를 유발하는지 개의치 않는다. 스트레스에 대한 반응은 곧 뱃살의 증가를 불러온다. 계속해서 허겁지겁 먹으면 우리 몸은 시간이 부족하다는 메시지를 받게 돼 스트레스를 받게 된다. 이렇게 스트레스를 받는 상황에서 먹으면 소화 기관이 폐쇄된다. 따라서 스트레스를 받으며 식사하면 배에 가스가 차고 더부룩해진다. 음식이

위에서 소화되지 않은 채 발효되는 것이다.

　반드시 앉아서 가능한 한 편안한 자세로 음식을 먹어야 한다. 식사 시간이 10분밖에 되지 않더라도, 편안히 앉아 음식을 씹어 먹는 것을 즐겨야 한다. 스낵은 일하면서 먹어도 되지만 필요할 때 조금만 먹는 것이 좋다. 스낵을 전혀 먹지 않는 것보다는 혈당 하락을 막기 위해 식사 후 3시간 내에 조금 먹는 편이 낫다.

　잘 씹는 것 또한 중요하다. 소화의 첫 단계가 입에서 일어나기 때문이다. 씹으면 다른 소화 기관에 먹고 있다는 신호를 알려 주어 음식물을 넘겨받을 준비를 하게 할 수 있다. 입안에서 음식을 잘게 쪼개지 않으면, 소화 기관은 준비 신호를 받지 못해 위에는 소화시킬 수 있는 양보다 많은 음식이 내려올 것이다.

　음식을 천천히 먹어서 좋은 또 하나의 이점은 과식을 하지 않게 만든다는 것이다. 우리 뇌는 음식을 먹기 시작한 지 20분이 지나야 충분히 먹었다는 것을 알게 된다. 따라서 천천히 먹으면 음식을 적게 먹게 된다. 먹는 동안 뇌가 충분히 먹었다는 신호를 보낼 것이기 때문이다. 배고픔과 식욕 사이에는 커다란 차이가 있다. 또 하나 기억해야 할 것은 음식을 먹는 동안에는 음료수를 마시지 말아야 한다는 것이다.

음료도
따져보고
마셔라

평소 혈당을 빠르게 분비하는 음식을 제한함으로써 코티솔을 통제하는 것도 중요하지만, 무얼 마시는지도 중요하다.

뱃살의 원인, 카페인을 끊어라

커피, 홍차, 녹차, 초콜릿 음료, 콜라, 기타 탄산음료와 더불어 두통 치료제에는 카페인이 들어 있다. 많은 사람들이 깨닫지 못하고 있지만, 차와 커피는 몸무게, 특히 뱃살을 찌게 하는 요인이다.

카페인은 몸에서 코티솔 분비를 촉진하고, 코티솔은 인슐린 분비를 촉발한다. 계속해서 카페인이 우리 몸을 인슐린 저항성으로 만들고, 그로 인해 포도당은 곧바로 지방으로 바뀌어 뱃살에 저장된다. 연구 결과, 카페인은 당뇨병이 없는 사람의 인슐린 민감성(인슐린이 근육 속으로 들어가게 하는 포도당의 양)을 15%나 떨어뜨리는 것으로 나타났다. 카페인은 또한 혈액 속의 '나쁜' 유리 지방산과 아드레날린 수치를 높인다. 연구자들은 카페인으로 인한 인슐린 민감성의 하락은 메트포르민(먹는 당뇨병 치료제)과 같은 약을 복용할 때 생기는 인슐린 민감성 상승과 맞먹는다는 사실을 알아냈다. 따라서 인슐린 민감성을 높이는 약을 복용하는 사람이 카페인을 끊으면 약이 필요 없을지도 모른다. 그것은 카페인이 약효를 떨어뜨린다는 것을 의미한다. (그렇다고 의사와 상의하지 않고 약 복용을 중단하는 것은 금물이다.)

카페인 음료를 마시는 것은 스트레스를 받는 것이나 마찬가지다. 커피 2~3잔 분량의 카페인을 마신 사람과 스트레스를 받는 일을 하고 있는 사람을 비교한 결과, 연구자들은 코티솔 같은 스트레스 호르몬이 비슷한 수준으로 분비된다는 사실을 알아냈다.

또 다른 문제는 카페인은 중독성이 있다는 사실이다. 차와 커피는 약물처럼 작용한다. 카페인 효과가 떨어지기 시작하면 더 많은 카페인을 원하게 되어, 마치 롤러코스터처럼 오르락내리락하면서 악순환을 반복하게 된다. 차나 커피에 설탕을 추가할 때마다 롤러코스터의 오르막은 더 올라가고, 내리막은 더 내려가서 우리 몸에 더 큰 해를 끼치게 된다.

연구에 따르면 커피를 한 시간 이내에 한 잔씩 마시면 몸의 모든 세포에 카페인이 퍼지고, 모든 체액에서 카페인 흔적이 발견된다고 한다. 카페인은 신경전달물질인 아데노신의 작용을 억제한다. 아데노신은 우울증과 위장 활동 억제, 심장 박동 감소, 신경 활동 저하 등을 일으키는 것으로 알려져 있다. 따라서 카페인을 섭취하면 심장 박동과 혈압, 위장 활동 등이 활발해진다. 카페인은 또한 다른 신경전달물질인 도파민을 활성화시킨다. 도파민은 암페타민과 코카인 같은 흥분제가 작용하도록 한다.

카페인은 약처럼 작용하기 때문에 갑자기 카페인을 끊을 수는 없다. 갑자기 끊으면 두통, 구역질, 피로, 근육 경련, 우울증 등과 같은 금단 증세가 생길 수 있다. 금단 증세를 막으려면 몇 주에 걸쳐 천천히 끊어야 한다. 하루 마시는 커피 양의 절반 정도를 카페인을 뺀 채 마시는 것으로 시작해 점차 카페인 양을 줄여 나가는 것이 좋다. 최종 목표는 카페인 없는 커피도 마시지 않는 것이다. 왜냐하면 커피에는 카페인 외에도 테오브로민(이뇨제·혈관 확장제)과 테오필린(이뇨제·혈관 확장제·강장제) 같은 다른 흥분제가 포함돼 있기 때문이다.

콜라에는 카페인과 인공 감미료가 함께 들어 있기 때문에 마시지 말아야 한다. 초콜릿 음료도 해롭다. 초콜릿에도 '비겁하게' 카페인이 포함돼 있다. 유기농 초콜릿이나 다크 초콜릿으로 바꾸어 봐야 소용이 없다. 이들 초콜릿에는 설탕이 적게 들어 있을 뿐, 카페인 효과를 더 강하게 하는 코코아 고형물이 밀크 초콜릿보다 더 많이 들어 있다.

우리는 몸이 '지방을 분해하라'는 명령을 받기 시작하는 시점을 알 수 있다. 커피나 차 한 잔을 마시려는 욕구가 사라지는 때가 바로 그때다. 4주 정도 카페인을 참아 내면 녹차를 마실 수 있게 된다. 발효하지 않은 잎으로 만든 녹차에도 카페인이 들어 있기는 하지만, 항산화제인 폴리페놀은 물론 다량의 항암 물질도 들어 있다. 녹차는 콜레스테롤을 줄이고 좋은 콜레스테롤인 HDL을 늘리는 데 도움을 준다. 폴리페놀이 몸무게와 체지방에 어떤 영향을 미치는지에 대한 연구는 많이 나와 있다. 녹차 추출물을 12주 동안 먹으면 허리둘레와 BMI, 체지방이 상당히 줄어드는 것으로 나타났다. 카페인을 끊고 나서 3개월 동안은 녹차를 마시지 않고,

대신 녹차 추출물을 보충제 형태로 먹더라도 지방을 줄이는 데 효과가 있다. 보충제에는 카페인이 거의 들어 있지 않기 때문이다.

알코올을 멀리하라

전통적인 '맥주' 뱃살을 생각해보자. 액체 탄수화물인 맥주는 혈액에 재빨리 흡수돼 코티솔과 인슐린을 분비하고, 결과적으로 인슐린 저항성이 되게 만든다. 뱃살을 없애려고 한다면 몇 주 동안 알코올을 마시지 말아야 한다. 금주가 어려우면 맥주보다는 술 가운데 가장 덜 해로운 와인을 마시는 것이 좋다.

알코올은 여러 가지로 몸에 해롭다. 우선 영양 성분을 빼앗는다. 몸에서 비타민과 미네랄, 특히 아연, 칼슘, 마그네슘, 비타민C, 비타민B군을 빼앗아 몸에 해를 끼친다. 또 항염 작용을 하는 좋은 프로스타글란딘을 생산하는데 필요한 EFA의 신진대사를 방해한다. 이 밖에도 알코올은 커피처럼 이뇨 작용을 해서 탈수 증세를 일으키기도 한다. 그러면 몸은 스트레스를 받고 있다고 판단해 코티솔 수치를 올린다. 이러한 상황은 굶을 때 몸에서 일어나는 반응과 같다.

간은 노폐물을 처리하고 해독 작용을 하는 장기다. 알코올뿐만 아니라 독소와 노폐물, 약물, 몸에서 만들어 내는 호르몬 등을 처리하고 해독한다. 간은 몸에서 가장 큰 장기로 흡수, 유화(乳化), 이동, 저장 같은 지방 신진대사와 담즙 생산, 단백질 신진대사, 콜레스테롤 생산, 피브리노겐(피의 응고를 막는 물질) 생성, 효소 생산, 혈당 조절 등 여러 기능을 한다. 우리가 절대로 해서는 안 되는 일이 바로 알코올을 마시는 것이다. 알코올이 들어가면 간이 해야 할 일이 너무 많아지기 때문이다. 술을 마시면 간으로 하여금 몸이 위험에 빠졌다고 생각하게 만들어, 간이 너무 지쳐서 해야 할 일을 제대로 하지 못하게 되는 만성 피로 증상까지 일어난다.

또 다른 우려는 간에서 콜레스테롤이 만들어지는데, 이 콜레스테롤이 스트레스 호르몬을 만드는 출발점이라는 사실이다. 우리가 혈당의 롤러코스터나 과중한 업무로 인해 만성 스트레스에 시달린다고 판단하면, 간은 더 많은 콜레스테롤을 만들어낸다. 그러므로 알코올을 마신 뒤 적어도 4주 동안은 간을 쉬게 하는 것이 좋다. 간 기능을 활성화하기 위해서는 영양 보충제를 복용하는 것도 좋다.

소프트드링크를 마시지 마라

소프트드링크(알코올 성분이 포함돼 있지 않거나 아주 적게 함유된 음료. 청량음료, 과즙, 탄산음료, 커피, 코코아 등)에는 과당이 많이 포함돼 있다. 미국에서는 소프트드링크 소비가 늘어나면서 비만도 늘어났다. 소프트드링크는 설탕이 효과적으로 액화되어 혈액 속으로 빠르게 흡수된다. 따라서 혈당의 롤러코스터가 시작되도록 만들고 지방을 저장한다.

과일주스, 다이어트 시작 후 4주간은 절대 마시지 마라

뱃살을 줄이려면 과일주스도 조심할 필요가 있다. 앞에서 언급했듯이 과일주스는 농축돼 있어 섬유질이 없기 때문에 혈액 속으로 재빨리 스며든다. 적어도 다이어트를 시작하고 4주 동안은 절대로 과일주스를 마시지 말라고 권하고 싶다. 4주가 지난 뒤에는 절반은 물, 절반은 주스인 묽은 형태로 마신다. 맛있게 마시려고 소다수 형태로 마시는 것은 좋지 않다. 과일주스가 천천히 흡수되도록 스낵과 함께 마시는 것이 좋다.

또 주스 캔에 붙어 있는 라벨을 읽어야 한다. '과일 음료'

라고 적혀 있다면 순수한 과일이 아니라는 뜻이다. 과일 음료에는 과일이 5%밖에 들어 있지 않고, 나머지 95%는 설탕과 착색제와 감미료, 물이다.

물, 하루에 6잔 이상 마셔라

물은 소화, 흡수, 순환, 배설 등 몸의 각종 기능에 없어서는 안 될 중요한 요소다. 적어도 하루에 물을 6잔은 마셔야 하는데, 대부분 그만큼 충분히 마시지 못하고 있다. 아침을 먹기 전에 레몬 한 조각이 든 뜨거운 물을 마시면 몸이 상쾌해지고 간에도 좋다. 허브차도 좋지만 다른 음료는 효과가 없다.

음식에 대한
생각을
바꿔라

다이어트라고 하면 흔히 기간을 정해놓고 하는 일시적인 식이 요법이라고 대부분 생각한다. 그러나 정말로 몸매를 바꾸고 싶으면 생활습관 가운데 음식과 먹는 것에 대한 생각을 새롭게 바꿀 필요가 있다. 그래야 매일 따로 신경 쓰지 않아도 즐겁고 건강하게 먹는 습관을 들일 수 있다. 그렇다고 완전히 초식 동물이 되라는 뜻은 아니다. 뱃살 다이어트를 실행하는 3개월 동안 80%의 시간은 규칙을 고수하고, 나머지 20%의 시간에는 어느 정도 여유를 준다.

병원에서 만나는 대다수 여성들은 먹는 것이 '좋은지' 혹은 '나쁜지'에만 급급해한다. 그러면 죄책감이나 자기 패배감만 느끼게 될 것이다. 목표를 가지고 긍정적인 측면에 집중하는 것이 좋다. 스스로 긍정적인 말을 되뇌어야 한다. 마음은 듣는 대로 믿는다. "이 스커트를 다시 입을 수 있을 거야"라고 '스스로 만족'할 만한 긍정적인 말을 하도록 한다.

왜 괴로운가?

내가 이 책에서 제시하는 계획을 몇 주만 따라 해도 남이 보기에는 물론 본인 스스로도 훨씬 좋아졌다고 느낄 것이다. 여러 해 동안 감수해낸 항아리 몸매에서 벗어나, 살이 빠지고 활력이 넘치는 건강한 몸으로 바뀔 것이다. 앞으로 더욱 건강해질 것이고, 나중에 심한 질병에 시달리는 것도 예방하게 될 것이다.

우리는 퇴행성 질환이 만연한 시대에 살고 있다. 암과 관상동맥 질환, 뇌졸중, 당뇨병, 관절염, 자가면역질환 등과 같은 질환이 꾸준히 늘고 있다. 이 질환들로 인해 아주 많은 사람들이 죽거나 불구가 되기도 한다. 서구 사회에서는 '노령'으로 사망하는 사람은 아주 드물다. 우리는 몸 안에서 질

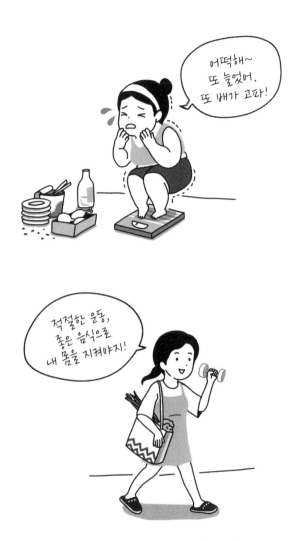

먹는 것에 죄책감을 가지는 다이어트보다
목표를 가지고 긍정적인 측면에 집중하는 것이 좋다.

환이 스스로 존재를 분명하게 드러낼 때까지 질질 시간을 끄는 질병으로 사망한다. 이들 질환은 나이가 들어가면서 나타나는 '자연스러운' 것이 아니라 수년 동안 몸을 끔찍하게 다룬 결과로 나타나는 것이다. 예를 들어 관절염은 서구 사회에서는 노인들에게 일반적으로 나타나는 질환이지만, 다른 문화권에서는 그렇게 많이 나타나지 않는다. 그냥 그러려니 하면서 받아들여야 할까? 나는 그렇게 생각하지 않는다.

미국에서 1976년 8만 5,000명의 간호사를 연구한 결과, 건강한 생활을 하는 사람들과 그렇지 않은 사람들 사이에 커다란 차이점이 있음을 발견했다. 연구 결과에 따르면, 심장병의 83%는 5가지 규칙만 지켜도 예방할 수 있다고 한다. 바로 금연, 정상체중 유지, 적절한 운동, 하루에 술 2잔 이하만 마시기, 그리고 좋은 식습관이다. 여기서 좋은 식습관이란 트랜스 지방이 낮고, 포화 지방보다 식이섬유나 생선, 엽산이 많은 음식에 다량 포함돼 있는 중합 불포화 지방 비율이 높은 음식 섭취하는 것을 말한다.

스스로가 건강을 책임지겠다고 결심해야 한다. 이 책을 읽는다는 사실은 좋은 징조다. 당신이 약보다는 다른 곳에서 문제의 답을 찾으려고 노력하는 것이기 때문이다. 뱃살을 빼거나 건강을 유지하는 빠른 해결책은 없다는 것과 오직 식습관과 생활습관에 달려 있다는 점을 명심하자.

PART 3

뱃살을 빼는데
도움이 되는
영양 요법

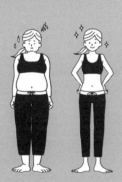

뱃살 다이어트에서 영양 보충제는 없어서는 안 되는 요소다. 영양 보충제를 적절하게 섞어 먹는 것은 새로운 식이 요법의 장점을 높이고, 식습관 변화의 효과를 극대화한다. 3개월 동안 뱃살 다이어트를 시행한 다음에는 완전히 바뀐 몸 상태를 지속하기 위한 유지 프로그램으로 넘어갈 수 있다. 건강한 복부를 만들려면 약간의 비용이 들기는 하지만, 적은 비용만으로 건강해지고 기분이 좋아질 뿐 아니라, 미래의 건강까지 지킬 수 있다.

뱃살 다이어트에
필요한
영양 보충제

뱃살이 늘어났다면, 문제는 최근에 생긴 것이 아니다. 항아리 몸매를 가진 사람들은 대부분 상당 기간 의식하지 못한 채 건강하지 못한 몸으로 악화된 경우다. 상황을 효과적으로 반전시키려면 먹는 음식을 바꿔서 혈당의 롤러코스터를 멈출 필요가 있다. 이 같은 조치는 생활습관의 변화와 함께 이루어져야 한다. 그렇지만 대부분의 경우 우리 몸은 오랫동안 계속 스트레스에 시달려왔기 때문에, 지방을 태우고 건강을 회복해야 안전하다는 것을 인식시킬 만한 특별한 도움과 격려가 필요하다. 이런 노력이 영구적으로 효과를 보기 위해서는 우리 몸이 서서히 적응해야 하기 때문에 3개월 정도의 시간이 필요하다.

어떤 의학적인 연구 결과는 영양 보충제에 대해 회의적이다. 하지만 보충제의 효능을 보증해주는 의학 논문들 또한 수없이 많고, 개중에는 극적인 결과를 보여주는 것도 있다. 나는 심계항진(놀라서 심장이 빨리 뛰는 증세)과 같은 많은 질병으로 고생하는 여성들을 치료해 왔다. 일반 개업의는 심계항진 환자를 심장 전문의에게 보내 심장을 진단받도록 하는데 대개는 '이상 없다'는 진단을 받은 뒤 집으로 돌아간다. 하지만 이들의 증세는 계속된다. 내가 보기에는 이들의 심장을 빨리 뛰게 만드는 무언가가 확실히 있다. 나는 실제 심장 기능에는 아무런 문제가 없는데도 심장이 빨리 뛰는 사람들에게 음식을 건강하게 먹도록 해 스트레스 호르몬을 통제하는 프로그램을 제안했다. 스트레스를 유발하는 생활습관을 바꾸고, 아드레날린 기능을 떨어뜨리기 위해 특별한 보충제와 허브를 먹도록 했다. 그 결과 3개월도 되지 않아 증세는 사라졌다.

연구에 따르면 항아리 몸매를 바꾸고 싶을 때 특정 비타민과 미네랄, 필수 지방산(EFA), 허브, 영양제를 먹으면 음식만 바꾸는 것보다 더 도움이 된다. 그리고 나서 뱃살이 줄어들면 그냥 보충제를 먹는 프로그램으로 바꾸면 된다.

왜 보충제를 먹어야 하나?

아드레날린과 코티솔을 오랫동안 너무 많이 분비한 경우에는 이것들을 다루기 위해 비타민과 미네랄을 보충해줄 필요가 있다. 스트레스를 많이 받을수록 우리 몸은 영양적으로 점점 더 부실해지는데, 주로 비타민C와 비타민B군, 마그네슘, 아연 등이 부족해진다. 이런 기본적인 부족분을 채우기 위해 3개월 동안 보충제 형태로 먹는 것이다.

균형 잡힌 식단으로 모든 영양소를 섭취할 수 있다고 주장하는 사람들도 많다. 물론 이론적으로는 그렇다. 하지만 문제는 그렇지 않을 때도 있다는 것이다. 영양소가 풍부한 땅에서 재배된 식품만이 충분한 영양소를 함유한다. 그러나 경작을 너무 많이 하는 바람에 많은 땅이 더 이상 우리가 필요로 하는 영양소를 함유하지 못하고 있다. 살충제와 화학물질도 식품에 들어 있는 영양소를 감소시킨다. 뿐만 아니라 식품을 가공하는 과정에서도 주요 영양소를 빼앗긴다. 식품을 가공하는 과정에서 들어가는 화학물질이 변형을 일으키기 때문에 우리 몸은 더 많은 주요 영양소를 필요로 하게 된다.

요즘은 먹는 음식에서 필요한 것을 모두 얻기가 쉽지 않다. 예를 들어 2005년 〈which?〉 보고서는 푸른 콩 한 팩에

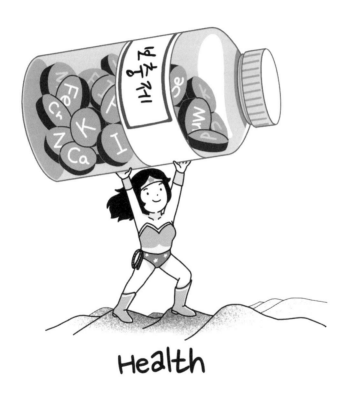

Health

먹는 음식에서 필요한 것을 모두 얻기가 쉽지 않으므로
우리 몸에 부족한 영양을 보충제를 통해 도움을 얻을수 있다.

들어 있는 비타민C의 함량이 필요한 양의 11%밖에 들어 있지 않다고 밝혔다. 최근 연구에서는 74%의 여성이 먹는 음식에서 섭취하는 영양소가 놀랄 만큼 줄어들었다는 보고가 발표된 바 있다. 2003년 음식과 영양 조사에서는 19~64세 성인 가운데 15%의 여성과 13%의 남성만이 실제로 과일과 채소를 5일에 한 번 먹는 것으로 나타났다. 또 여성의 74%가 마그네슘 권장 영양 섭취량에 미달했고, 아연은 45%, 엽산은 84%, 비타민D는 15%가 부족한 것으로 나타났다.

영양 보충제의 역할은?

영양 보충제는 다음과 같은 일을 할 수 있다.

- 인슐린 저항성이 될 가능성을 낮춘다. 즉 인슐린 민감성을 높여 인슐린을 더 효과적으로 쓸 수 있도록 한다. 인슐린은 우리 몸이 혈액에서 포도당을 제거하도록 돕는다.
- 부신을 안정적으로 만들어 호르몬을 적절하게 생산한다.
- 몸이 과다한 지방을 태우도록 돕는다.

비만을
막는
미네랄의 힘

크롬, 가장 중요한 미네랄 보충제

크롬은 뱃살 다이어트 계획에서 가장 중요한 미네랄로, 설탕 대사에 필요하며 인슐린이 포도당을 세포 속으로 옮기도록 돕는다. 크롬이 없으면 인슐린이 효과적으로 혈당 수치를 조절하지 못하고, 포도당 수치가 올라가는 것도 통제하지 못한다.

음식에서 크롬을 충분히 흡수하는 사람은 거의 없다. 미네랄은 귀리와 쌀, 밀, 옥수수, 호밀과 같은 곡물에 들어 있다. 크롬은 혈당의 균형을 유지하는데 필수적이지만, 가공식품에는 없다. 가공식품은 혈당 불균형을 초래하는 요인이다. 설상가상으로 가공식품을 설탕과 함께 먹으면(흔히 일어나는 일이다), 크롬이 오줌이나 땀을 통해 몸밖으로 배출된다.

크롬은 몸무게를 조절하는데 중요한 역할을 한다. 탐식을 통제하고 허기를 줄이도록 돕기 때문에 비만 치료에 가장 널리 쓰인다. 한 연구에 따르면 10주 동안 크롬을 먹은 사람은 지방을 1.9kg 줄인데 반해 플라시보(가짜 약)로는 불과 0.2kg밖에 빠지지 않았다. 크롬은 세포가 인슐린에 민감하게 만들어 우리 몸이 인슐린 저항성에서 벗어나도록 돕는다. 크롬 수치가 낮을수록 포도당과 인슐린을 조절하는데 문제가 있다는 사실이 밝혀졌다. 또 지방과 혈액 속의 콜레스테롤을 줄이도록 돕는다. 크롬이 부족하면 고혈당을 일으킬 뿐만 아니라 콜레스테롤과 동맥 속 찌꺼기가 늘어난다. 제2형 당뇨병 환자는 크롬 수치가 낮은 경향이 있다. 따라서 크롬 부족은 저혈당과 당뇨병, 비만 문제가 늘어나는데 중요한 역할을 한다. 크롬은 스트레스 호르몬인 코티솔의 수치를 낮추는 것으로 나타났다. 소와 양을 대상으로 시험한 결과, 스트레스가 눈에 띄게 줄어드는 것으로 나타났다.

크롬은 폴리니코티네이트(polynicotinate) 형태로 섭취하는 것이 바람직하다. 폴리니코티네이트는 나이아신(비타민B3)에

결합된 형태로 효모가 없다. 피콜린산(picolinate) 형태로는 섭취하지 않는 것이 좋다. 피콜린산 크롬은 DNA를 파괴하고 간 기능을 떨어뜨리며 물집과 빈혈 등을 유발할 수 있다. 반면 크롬 폴리니코티네이트는 어떤 문제도 일으키지 않는다. 한 연구에 따르면, 폴리니코티네이트는 좀 더 생체 친화적으로 효과가 있으며, 어떤 해독성도 발견되지 않았다.

마그네슘, 혈당의 균형을 주는 천연 진정제

'천연 진정제'로 불리는 마그네슘은 부신을 안정시키고, 인슐린의 생산과 활동에 이바지함으로써 혈당의 균형을 가져다준다. 당뇨병에 걸리면 마그네슘이 부족해지는 경우가 종종 있다.

스트레스를 받으면 마그네슘 수치가 떨어진다. 따라서 만일 뱃살이 많고 코티솔 수치가 높으면 마그네슘이 부족해질 가능성이 높다. 특히 폐경 전후의 여성들은 주로 칼슘 부족을 걱정하지만 검사해 본 결과, 대부분 칼슘이 아닌 마그네슘이 부족했다.

마그네슘은 인슐린 생산뿐만 아니라 에너지 생산과 뼈 건강, 혈액 응고, 근육 이완, 심장 박동을 조절하는 데도 중요한 역할을 한다. 또 인슐린 저항성을 만드는 여러 원인 가운데 하나인 고혈압 발생을 줄인다. 그리고 비타민B$_6$, 아연, 비오틴(비타민B$_2$ 복합체)과 함께 EFA를 적절하게 바꾸는 역할을 한다. EFA는 항염 효과가 있는 프로스타글란딘을 생산한다.

마그네슘은 값싼 산화 마그네슘(magnesium oxide)보다 흡수율이 높은 구연산 마그네슘(magnesium citrate) 형태의 보충제로 섭취하는 것이 좋다.

아연, 간과 면역 기능을 건강하게 유지

아연은 스트레스 호르몬과 인슐린, 성호르몬을 생산하고, 간과 면역 기능을 건강하게 유지하는데 필요하다. 아연은 주로 인슐린 생산을 돕는 췌장과 간, 뼈, 피부, 콩팥에 집중적으로 분포되어 있어, 맛을 느끼고 냄새를 맡는 데도 없어서는 안 될 요소다.

또 아연은 근육에 집중돼 있어, 아연이 부족하면 근육 생성에 문제가 생긴다. 근육은 지방을 태우는 것을 돕기 때문에 다이어트에 중요한 역할을 한다. 아연이 부족하면 인슐린이 제 역할을 할 수 없어서 포도당이 세포 안으로 들어갈 수 없다. 인슐린 수치가 높은 채로 혈액 속에 남아 있기 때문에, 더 많은 인슐린이 생산돼 결국엔 인슐린 저항성이 되게 한다. 아연은 렙틴 호르몬에 영향을 주어 음식을 충분히 먹을 경우 이를 뇌에 알려 주는 역할을 한다. 지방세포에 의해 만들어지는 렙틴은 식욕과 허기를 통제한다. 한 연구에 따르면, 아연 보충제는 렙틴 수치를 올린다.

아연 보충제는 코티솔 수치를 통제하도록 돕는다는 연구 결과도 나와 있다. 또 다른 연구에서는 단지 25~50mg의 아연만으로도 스트레스 테스트를 받은 건강한 지원자들의 코티솔 수치를 눈에 띄게 떨어뜨리는 것으로 나타났다.

아연은 비타민B$_6$, 마그네슘, 비오틴과 함께 EFA를 바꾸도록 돕는 역할을 한다. 아연 수치는 성욕 감퇴와도 관련이 있다. 성욕 감퇴는 스트레스 호르몬의 분비로 인해 생기는 증상이다. 요약하자면, 아연 보충제는 뱃살 문제를 해결할 수 있을 뿐만 아니라 성욕 증강의 효과도 있다.

아연은 흡수하기 어려운 산화 아연(zinc oxide)이나 황산 아연(zinc sulphate)보다는 구연산 아연(zinc citrate)이나 아연 아스코르브산염(zinc ascorbate) 형태로 먹는 것이 좋다.

망간은 포도당을 간에 저장하도록 촉진한다. 간은 혈당을 균형 있게 유지하도록 돕는다. 또한 망간은 신진대사와 갑상선이 건강한 기능을 하도록 하고, 몸이 비타민C와 비타민 B군을 적절하게 사용하도록 돕는다. 재미있는 것은, 인간과 마찬가지로 자체적으로 비타민C를 만들지 못하는 기니피그도 망간이 부족하면 당뇨병에 걸린다는 사실이다. 당뇨병 환자의 망간 수치는 정상인의 절반밖에 되지 않는다.

흡수가 잘 되도록 구연산이나 아스코르브산염 형태로 섭취하는 것이 좋다.

몸매를
건강하게 바꿔주는
필수 비타민

비타민C, 뱃살 다이어트에 꼭 필요한 보충제

알다시피 비타민C는 포도당 대사와 관련이 있다. 미국 질병예방센터(CDCP)에 따르면, 당뇨병 환자는 비타민C를 최고 30% 정도 적게 축적한다. 또한 비타민C의 최적 복용량은 혈당 조절과 당뇨병 예방을 돕는 것으로 알려져 있다.

비타민C는 뱃살을 태우는 데 도움이 된다. 연구에 따르면 비타민C를 적절히 섭취한 사람이 가벼운 운동을 병행하는 경우, 비타민C를 적게 섭취한 사람보다 30% 정도 지방을 잘 태우는 것으로 나타났다. 비타민C가 부족하면 몸은 안전 대책으로 지방을 적게 태우는 것으로 알려져 있다.

비타민C는 부신 기능에 필수적이다. 코티솔 호르몬이 많이 만들어질수록 더 많은 비타민C가 필요한데, 스트레스를 받으면 평소보다 더 많은 비타민C가 오줌으로 배출되기 때문이다. 잊으면 안 된다. 몸은 무엇 때문에 스트레스를 받는지 알지 못한다. 교통혼잡에 걸리든, 열이 나든, 아니면 혈당이 오르락내리락하든 간에 몸에는 똑같은 영향을 미친다. 결국 비타민C만 더 잃을 뿐이다. 따라서 감기를 치유하려고 비타민C를 먹으면, 부신이 감염에 반응하게 될 것이다.

수용성 비타민(비타민E는 불용성)인 비타민C는 인슐린의 도움을 받아 세포 속으로 들어간다. 인슐린이 인슐린 저항성 때문에 자신의 역할을 충분히 할 수 없게 되면, 비타민C 부족에 시달린다. 또 비타민C와 포도당은 분자 구조가 매우 비슷하기 때문에, 세포 속으로 들어가기 위해 서로 경쟁을 한다. 따라서 인슐린 저항성은 몸이 포도당과 비타민C를 사용하지 못하도록 만든다. 당뇨병이 있으면 비타민C가 쉽게 부족해지는 이유도 이 때문이다. 한 연구에 따르면 설탕이나 가공 탄수화물을 먹지 않는 건전한 식사를 하고, 비타민C를 하루에 2,000mg을 먹으면 혈당을 낮출 수 있다. 비타민C가 조금만 부족해도 코티솔 수치는 올라가고 그에 따라 인슐린 저항성이 생긴다. 여러 연구에 따르면, 수술을 하거나 스포츠 경기를 하는 등 스트레스를 받는 사람에게 비타민C를 주면 재빨리 코티솔 수치가 정상으로 회복된다. 마라톤 주자에게 하루 1,000~1,500mg씩 비타민C를 복용하게 한 결과, 그렇지 않은 사람보다 코티솔 수치가 30%가량 줄어들었다는 연구 결과도 발표된 바 있다.

보충제 요법 프로그램에서, 나는 비타민C를 플라보노이드와 함께 복용하라고 권한다. 비타민C는 자연 상태에서는 감귤류의 껍질 바로 밑에 있으며, 항산화제인 동시에 항염 작용을 한다. 뱃살을 빼려면 비타민C가 필수적이다. 왜냐하면 여분의 뱃살을 염증으로 인식시키기 때문이다.

비타민C는 아스코르브산염 형태로 먹는 것이 좋다. 아스코르브산염은 일반 아스코르브산보다 산성도가 낮아 일일 섭취 권장량(RDA)인 60mg보다 많이 먹어야 한다. 하루에 비타민C를 60mg 먹으면 비타민C 부족으로 인한 괴혈병을 피할 수 있다. 하지만 그 정도로는 뱃살을 빼고, 건강을 회복하기에는 역부족이다.

비타민B군, 스트레스를 줄이는 비타민

비타민B군은 비타민C처럼 물에 녹고 스트레스를 줄이는 비타민으로 알려져 있다. 부신 기능을 높이거나 낮출 때는 이 비타민들을 섭취하는 것이 좋다.

비타민B_5는 비타민B군 중에서 부신이 제 기능을 하는데 가장 중요한 역할을 한다. 지속적으로 스트레스를 받으면 비타민B_5가 필요하다. 스트레스가 아드레날린, 코티솔 등 스트레스 호르몬을 만들어 비타민B_5를 쓰기 때문이다. 비타민B_5는 포도당을 에너지로 바꾸도록 돕는다. 이 비타민은 몸의 모든 세포에 존재하는데, 특히 부신에 집중적으로 분포한다. 부신 호르몬을 생산하는데 없어서는 안 될 요소이기 때문이다.

비타민B_3는 부신이 제 기능을 하는데 중요한 비타민인 동시에 탄수화물을 에너지로 전환하도록 돕고, 혈당의 균형을 유지하기 위해 크롬과 협력한다. 폴리니코티네이트 형태로 크롬을 섭취하면 비타민B_3와 결합해 결과적으로 혈당과 부신의 활동을 돕는다.

비타민B군은 혈당의 균형을 유지하는데 영향을 미친다. 포도당 대사에 필요한 비타민이기 때문이다. 비타민B군 가운데 하나인 비오틴은 포도당 합성에 필요하다. 비오틴은

제2형 당뇨병 환자들의 포도당 통제력을 높이는데 도움을 주고, 손톱과 머리카락을 건강하게 유지시켜 준다.

비타민B9는 에너지 생성과 EFA 대사에 필요하다. 또 다른 주요 비타민B로는 엽산이 있다. 엽산은 B12와 함께 호모시스테인(homocysteine)을 통제하도록 돕는다. 호모시스테인은 필수 아미노산의 하나인 메티오닌(methionine)이 파괴되면서 생긴 독성 부산물로, 정상적인 상황에서는 몸에서 해독(파괴되어 배출)된다. 호모시스테인 수치가 높으면 심장병과 노인성 치매(알츠하이머), 골다공증을 유발하는 것으로 알려져 있다. 연구에 따르면 호모시스테인이 많으면 인슐린 수치도 높아지는 것으로 나타났다. 대사 증후군(X증후군)을 앓는 사람에게 엽산과 비타민B12를 투여한 결과, 호모시스테인 수치가 떨어졌을 뿐만 아니라 인슐린 저항성을 줄이는 데도 긍정적인 효과가 나타났다. 호모시스테인 수치를 낮출수록 인슐린 수치도 낮아진다.

비타민B군은 음식을 에너지로 바꾸는데 필요하다. 따라서 비타민B군이 모두 포함된 보충제를 먹는 것이 좋다. 우리 몸이 비타민B6(피리독신)를 활성화된 코엔자임 B6 형태로 바꾸려면 마그네슘 같은 다른 영양소가 필요하다. 따라서 피리독신을 코엔자임 B6로 바꾸지 못할 때를 대비해 코엔자임 B6 형태로 보충제를 먹는 것이 바람직하다.

비타민E, 노화 방지와 항산화 효과

비타민E는 지방을 녹일 수 있는 항산화제로, 부신이 제 기능을 하는데 중요한 역할을 한다. 부신 호르몬이 생성되면 활성산소가 만들어지기 때문이다. 몸이 정상적인 생화학 반응을 하는 동안에 산소가 불안정해지면서 다른 분자들을 산화(oxidation)시킨다. 이 과정에서 활성산소가 만들어진다. 활성산소는 노인성 검버섯을 유발하는 동시에 노화와 암, 관상동맥 질환 등을 유발하고, 건강한 세포를 파괴함으로써 노화를 촉진한다. 뿐만 아니라 세포핵에 있는 DNA를 공격해 세포의 돌연변이와 암을 유발한다. 오염물질과 흡연, 튀기거나 통구이한 음식, 그리고 자외선 햇빛 같은 외부의 다른 요인에 의해 발생하기도 한다.

비타민E는 부신이나 몸의 다른 부위에서 생산된 활성산소를 소탕하고, 비타민C는 비타민E의 효과를 높인다. 또한 포도당을 여러 가지의 방법으로 돕는다. 포도당 자체는 활성산소가 세포를 해치도록 촉진한다. 비타민E는 항산화 효과로 이를 상쇄한다. 비타민E는 인슐린 저항성인 사람에게 꼭 필요하다. 왜냐하면 인슐린 수용자와 포도당 간의 의사소통을 촉진해 세포막을 더 부드럽게 만들기 때문이다. 하루 600IU의 비타민E를 당뇨병 환자에게 투여한 결과, 단 2

주 만에 포도당과 활성산소의 발생이 줄어들었다. 비타민E는 염증을 일으키는 프로스타글란딘을 통제하도록 돕는다. 프로스타글란딘은 혈소판의 활동에 관여해 피의 응고에 영향을 미친다. 이 때문에 비타민E를 먹으면 심장병과 뇌졸중 위험이 줄어들고 피가 비정상적으로 굳는 것을 막을 수 있다.

케임브리지 대학의 연구 결과, 비타민E를 하루 400~800IU 먹으면 심장병 위험을 75%나 줄일 수 있는 것으로 나타났다. 이는 2,000명의 심장동맥경화증 환자 가운데 1,000명에게는 비타민E를 주고, 나머지에게는 가짜 약(플라시보)를 먹여 얻은 결과다. 비타민E는 나쁜 콜레스테롤인 LDL이 피 속에서 산화되는 것을 예방한다고 알려져 있다.

일반적으로 토코페롤로 부르는 비타민E는 알파, 베타, 감마, 델타 등 4종류가 있다. 알파-토코페롤이 가장 일반적인 형태로, 보충제의 대부분을 차지한다. 하지만 부신 기능을 강화하려면 혼합 형태가 좋다. 비타민E 가운데 알파-토코페롤은 독특한 분자 구조를 가지고 있어, 천연과 합성의 구조가 다르다. 천연이 생물학적으로 더 활동적이기 때문에 이용하기가 더 쉽고, 조직에 더 오래 남아 방어 역할을 수행할 수 있다. 따라서 비타민E를 살 때는 라벨을 잘 살펴보아야 한다. 천연 형태의 알파-토코페롤(d-알파-토코페롤)을 구입하고, 합성한 것(dl-알파-토코페롤)은 피하는 것이 좋다.

빠진 뱃살을
유지해 주는
영양 보충제

원하는 몸매가 됐으면 보충제의 양을 몸무게와 몸매, 건강 등을 유지하는데 도움을 주는 정도로 줄일 수 있다. 하루 적정량은 다음과 같다.

- 양질의 종합비타민과 미네랄
- 비타민C 1,000mg
- 오메가-3 생선기름 캡슐 1,000mg

그러나 비타민B 복합제제(비타민B$_5$·B$_6$ 50mg)는 추가해야

한다. 스트레스를 받는다 싶으면 스트레스 호르몬을 막아
주는 가시오갈피(100mg)를 먹는다.

뱃살이 다시 생기면 어떻게 하나?

무엇을 하든지 절망은 금물이다. 모든 일에는 부침(浮沈)이 있다. 뱃살이 다시 찌면 처음으로 돌아가서 3개월 동안에 해야 할 4가지(식사, 영양 보충제, 운동, 생활습관)을 다시 시작하자.

그동안 다이어트 프로그램에 익숙해졌기 때문에, 이전보다 지방을 더 빨리 없앨 수 있다. 왜냐하면 '뱃살 다이어트' 계획을 시행하는 동안 몸에 지방을 저장하지 말고 태우라는 새로운 메시지를 각인시켰기 때문이다. 3개월 프로그램을 다시 시작하면 몸이 '아하' 하는 순간이 있을 것이다. 몸이 '내가 여기에 지난번에도 왔었지'라고 생각해 변화가 훨씬 빨리 일어난다.

미국 작가 짐 론(Jim Rohn)은 "당신 몸을 돌보아라. 당신이 살아야 하는 유일한 장소이기 때문이다"라고 말했다. 다른 사람이 보기에도 근사해야 하지만, 본인 스스로도 기분이 좋아야 하고 병으로부터 자유로운 건강한 몸을 유지하는 것이 중요하다. 이 책에서 제시한 권고에 따르고 건강한 식습관을 유지하면 건강을 당신 손안에 쥐게 될 것이다.

그리고 기억하라. 잘 먹고-멋진 몸매를 유지하고-건강하자!

옮긴이 _ 권대익

한국일보 사회부 의학담당 기자. 서울대학교 정치학과와 동 대학원을 졸업한 뒤 한국일보 기자로 일하고 있다. 한국일보에서는 정치부와 경제부, 사회부, 국제부, 문화부 등을 거쳐 2000년부터 의학담당 기자로 활동하고 있다.

펜으로 국민 건강에 기여한다는 마음으로 국내 의학 분야 전문가와 병, 의원, 의료 종사자 및 의료관련 단체, 기관 등 의료 현장을 발로 뛰며 취재하여 국민 건강과 의료 전반의 문제를 알기 쉽게 독자들에게 전하고자 노력하고 있다.

뱃살 제로 다이어트

초판 1쇄 인쇄 2020년 9월 10일
초판 1쇄 발행 2020년 9월 17일

지은이 메릴린 그렌빌
옮긴이 권대익
펴낸이 강효림

편집 지유
디자인 채지연
일러스트 주영란
마케팅 김용우

용지 한서지업(주)
인쇄 한영문화사

펴낸곳 도서출판 전나무숲 檜林
출판등록 1994년 7월 15일 · 제10-1008호
주소 03961 서울시 마포구 방울내로 75, 2층
전화 02-322-7128
팩스 02-325-0944
홈페이지 www.firforest.co.kr
이메일 forest@firforest.co.kr

ISBN 979-11-88544-54-7 (14510)
      979-11-88544-42-4 (세트)